小兒氣喘

自我診斷　中西醫會診　治療指南　自癒療法

大里仁愛醫院小兒科主任
王文卿◎著

中國醫藥大學附設醫院／中西合作醫療中心主治醫師
白蕙菁◎審訂

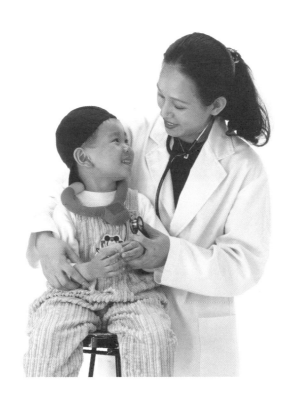

晨星出版

序言

　　氣喘病是一種文明病，社會愈進步，氣喘病的發生率和嚴重度逐年攀升，但由於許多先進國家逐漸重視此問題的嚴重性，從多方面著手，包括病因的探討、新藥的研發和防治團體的成立，因此在近幾年，無論是氣喘發生率、嚴重度的上升趨勢都有減緩甚至下降的現象，值得大家感到興奮。但反觀臺灣地區的氣喘罹病率和嚴重度卻還在上升，歸究其原因，是病患及家屬對氣喘病的認知仍不夠所導致，這是值得我們大家重視的課題。

　　臺灣地區約有一到兩成孩童罹患氣喘，因此控制氣喘益形重要。適切醫療以及教育民眾如何對付氣喘，協助氣喘病童過更健康、活潑的生活。教導氣喘病童及其家屬認知氣喘和如何避免氣喘，並提升氣喘病童在學校的表現，要達成這些目標，除了維持病童及其家屬與醫護人員的良好互動關係，優質的氣喘衛教專書更顯重要。

　　醫學知識日新月異，七年前出版的小兒氣喘專書實有更新的必要。王文卿醫師本著兒童氣喘專科職責，以其豐富的臨床經驗，在百忙之中重新撰寫本書，採用淺顯易懂的文字用詞，生動活潑的圖表及簡明的問卷，一定能夠讓氣喘病童及其家屬對氣喘病的發生、預防、治療及照顧有更深入的瞭解。

　　由於共同的興趣，王醫師和我曾一起研究、討論，當時就發現他不僅專精兒童氣喘，也經常關心社會人文，並且常在報章雜誌發表精闢的文章，獲得熱烈的迴響。

　　欣見王醫師將其寶貴的知識及經驗集結成書，真是十分敬佩。希望本書的問世，能使社會大眾對於氣喘病有更透澈的瞭解，並讓氣喘病的防治更加落實，喚醒大家對氣喘風暴的省思，實為社會大眾之福。

臺灣兒童過敏氣喘及免疫學會理事長

中山醫學大學附設醫院兒童部主任 呂克桓

序言

　　每逢季節交替，天氣冷熱不定之際，許多憂心忡忡的父母，就帶著患有氣喘的小朋友到醫院來看診，尤其是近幾年，大陸沙塵暴、各種空氣污染等不利的環境因素越來越嚴重，小兒氣喘患者的處境也更為辛苦，發作時，小朋友們脹紅了臉、努力想呼吸，卻因為氣管痙攣而吸不到足夠的氧氣，滿臉驚惶痛苦的樣子，令人難過。

　　中醫對任何疾病的預防治療，雖然療程是漸進式的，較為緩慢，約 2～3 個月或半年才能看到成效，但卻有極佳的效果，尤其在氣喘的治療上，中醫不僅能減緩症狀，更能以長期、持續的調理方式，讓下一次的發作期延長、發作時的症狀減緩，與西藥併用的同時，常常能在較少量的西藥用量下，達到氣喘控制的效果，好處是可以讓長期使用類固醇擴張支氣管的小朋友們，因為藥量變少，降低用藥的副作用。

　　本書中，除了介紹小兒氣喘在中醫醫理上的六種症狀分類，並依據各種症狀的特點，分別擬出治療方劑，並且針對小兒氣喘發作及預防發作兩個層面，提供家長們一些有用的建議；希望藉由中醫傳承多年、所謂「扶正祛邪」的治療方式，讓小朋友們不要再受氣喘的困擾。

中國醫藥大學附設醫院

中西合作醫療中心主治醫師 白蕙菁

自序

　　隨著科技的進步，「氣喘」這個過去棘手的疾病已經可以獲得令人滿意的治療成果，但是，弔詭的是它的盛行率及死亡率並沒有下降的現象，追究其原因竟是出在對於「民眾教育」這項的缺失。

　　由於「氣喘」的致病原因是多重而複雜的，雖說治療的方式可以簡單而明確，但由於「氣管慢性發炎」的情形會在致敏因子不斷存在的條件下，持續進行著，因此如何儘量去除所有的致病因子，便成為「氣喘衛教」中最重要的一環。

　　本書在七年前首度出版時，是以「如何治療氣喘」為主軸，輔以「氣喘衛教」來讓氣喘兒童的父母親可以放心的，而不是恐慌的面對這種疾病，而因為這幾年氣喘的藥品有著明顯的功效，所以這次的改寫，重點就擺在「如何配合醫師，加強自我療癒」上，以氣喘兒身邊會遭受何種致病原？如何避免？如何在家自我監測氣喘的狀況？及如何和醫師溝通來達至「氣喘控制滿意度」的提升，希望能將所有氣喘兒都調整到幾乎不會再發作的情形，因為，只要沒再發作就不會致命，死亡率自然就降低，也就是「氣喘衛教」的主要目的。

　　本書以「何謂氣喘」起首，續以「瞭解氣喘起因」，接著大篇幅的解釋「氣喘致病因子及如何避免」，加上「如何在家自我監控」及「如何和醫師配合」做到「四不二沒有」的最佳境界，最後，再加以描述其他過敏性疾病與氣喘的關係。

　　希望此書可以讓氣喘兒及其憂心的父母親瞭解到在現今的醫療環境中，只要好好配合醫師，調整好自己及周邊環境的品質，罹患氣喘一點也不可怕。

王文卿 謹序

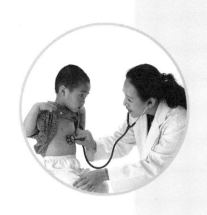

目 次

你的小孩有氣喘嗎？　　　　　　　　7

遠離氣喘風暴　　　　　　　　　　　9

氣喘發作時身體的變化　　　　　　　17

何謂過敏體質　　　　　　　　　　　25

完整的氣喘診斷及其關鍵因素　　　　31

氣喘的檢查　　　　　　　　　　　　39

氣喘的治療目標　　　　　　　　　　45

氣喘的治療方針──階段性治療　　　51

氣喘的治療藥品　　　　　　　　　　59

減敏療法　　　　　　　　　　　　　67

預防性療法　　　　　　　　　　　　71

運動型氣喘　　　　　　　　　　　　79

過敏原的意義及檢測方法　　85

如何避免或控制氣喘發病的誘因　　89

生活的叮嚀　　95

其他過敏性疾病　　103

王醫師 Q & A　　112

小兒氣喘與中醫理論　　125

小兒氣喘的症狀與治療　　135

病症類別藥方及附錄　　151

漢方 Q & A　　154

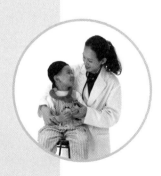

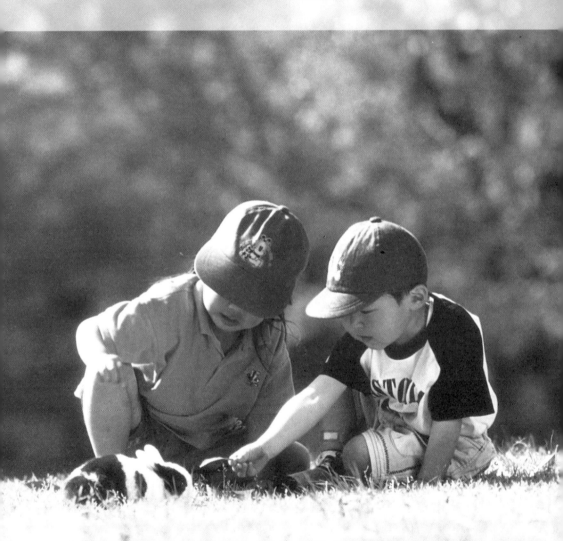

你的小孩有氣喘嗎？

疾病診斷・檢查・流程表

疾病診斷檢查流程表

有無以下症狀

1. 反覆的喘鳴（咻咻聲）
2. 深夜或凌晨快醒來時的咳嗽
3. 運動後不久即會咳嗽或喘鳴
4. 接觸傳染原或過敏原就會很快的產生
   胸悶或咳嗽的症狀
5. 感冒後很快會發生喘鳴現象
6. 每次感冒都要拖超過 10 天以上
7. 一年以內曾經發生過呼吸急促合併喘
   鳴的疾病超過 3 次
8. 以上這些現象經過藥物治療，能迅速
   回復正常

無

1. 輕微的過敏反應
2. 偶發型的氣喘
3. 過敏性氣喘
※ 只需針對該次症狀治療即可

有

1. 持續型氣喘
2. 運動型氣喘
3. 慢性支氣管炎
※ 皆需進一步檢查及評估

---

2. 氣喘確定後須進行嚴重度之分類與評估

可分四級： a.輕度間歇型 b.輕度持續型
　　　　　 c.中度持續型 d.重度持續型
※ 依不同類型進入治療期，以 3 個月做一次
　 是否改善評估，依「降階療法」來決定不
　 同的治療、方式

1.實驗室檢查：

a.過敏體質（IgE& Total Eosinophil count）
b.胸部 X 光檢查
c.肺功能檢查（PET 變異質 > 12%）
d.過敏原檢查（血液或皮膚測試）
e.必要時合併鼻竇 X 光檢查或胃酸逆流檢查

改善

氣喘是否改善？依照以下情況判斷

1. 每天幾乎無喘鳴發生
2. 即使因為許多因素誘發，情況也很輕微
3. 幾乎不再須要急診治療
4. 日常活動（包括運動）不再受到限制
5. 呼氣流量表都處於綠燈區，變異度 < 20 %
6. 藥物的需求逐漸減少，甚至不需使用
7. 不再發生嚴重到須要住院的情況

突然惡化

1. 尖峰呼氣流量表位於紅燈區，且變
   異度 > 40 %
2. 嘴唇發黑變紫
3. 冒冷汗
4. 急速呼吸、胸凹壓陷
5. 神智不清
6. 經 2 次吸入型氣管擴張劑治療無效
※ 以上情況立刻送診就醫

遠離氣喘風暴

氣喘可以在任何年齡發生，但是如果可以在兒童期間得到妥善照顧，便可在未來的人生遠離氣喘的威脅。

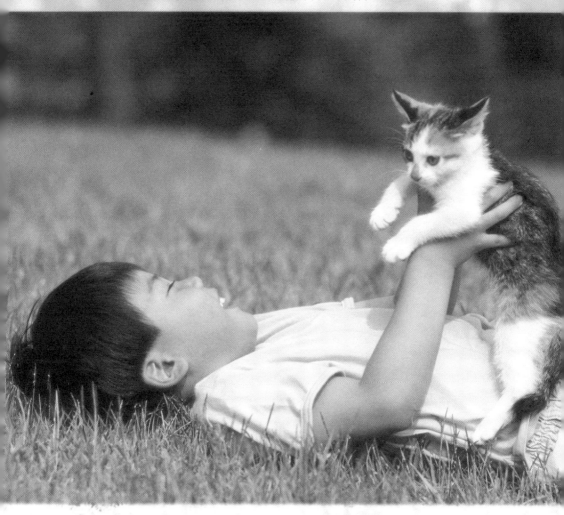

小兒氣喘的定義

什麼是「氣喘」？人們研究了數百年，近年來拜現代科技之賜終於有了收成，引述已過世的氣喘權威謝貴雄教授的話：**「氣喘病是一種反覆陣發性之呼吸道阻塞，其臨床上可有咳嗽、胸悶、呼吸急促和喘鳴，受影響的氣管為全面廣泛性的，但阻塞的程度可從幾乎完全無症狀到嚴重的吸呼困難，甚至死亡。呼吸道的阻塞原因為：黏膜之慢性發炎及呼吸道對各種刺激之過度反應。」**

氣喘可以發生於任何年齡，但主要發生於六歲以前。目前的醫學技術已經可以確定氣喘是氣管道廣泛而慢性發炎所引起的疾病。這種發炎的原因及過程如下：

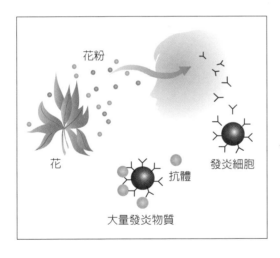

花粉

花

抗體

大量發炎物質

發炎細胞

←過敏物質經呼吸道進入人體內，在有過敏基因的患者身上，可以誘發過敏反應，因而產生大量發炎物質，引發氣喘。

1.氣管的發炎

當刺激物質進入氣道，氣管黏膜中的發炎細胞就會發揮作用，嘗試將這些物質排除。這些細胞主要是T細胞、嗜伊紅血球及肥大細胞。而有氣喘傾向的病患，其排除的功能會出現缺陷，而導致這些發炎細胞長期浸淫於氣管黏膜內，使得發炎狀態持續進行，最終引起氣道的損傷及阻塞。在這個發炎過程中，有許多發炎物資會被釋放出

來。這些物資如白三烯、細胞激素 IL-4、 IL-5，會吸引更多的發炎細胞進入，而使得發炎現象變成惡性循環，那麼有人會問是甚麼缺陷導致這樣的問題發生？這就是我們嘗試要理解的──以下是一些解釋。

2.基因的缺陷

目前的分子生物學非常進步，探索造成氣喘的基因缺陷已有了進展，但專家們還是認為造成氣喘有二大因素──基因表現及環境影響──二者相互作怪，才導致氣喘的發生。基因的表現不是由單一基因去承擔的，而是多重且複雜的基因群互相作用才導致的。這群基因裡包括了控制氣管反應、過敏抗體的產生、過敏激素及發炎細胞的產生和控制機制等等。這些基因大多數位於染色體 5q 上，而現在專家研究的對象主要是產生特殊過敏抗體 IgE（一種會對各式各樣過敏原產生反應的抗體）的基因。

3.環境的影響

胎兒在子宮內就受到母親內在環境的影響！子宮本身可以防止母體內不良物質進入胎兒的循環，但卻無法防止母體環境的巨大變化，以及微小抗體的進入。在胎兒 14 週大時就具有產生抗體的能力，當然量還是很少，不過，仍可以誘發免疫反應。所以有人嘗試以偵測臍帶血中的 IgE 抗體來辨識是否有過敏體質。直到產出，嬰兒開始接觸外在環境，首先就是母奶或牛奶，以及呼吸的空氣。飲食中的大分子蛋白會引起腹部症狀及異位性皮膚炎，而空氣中的特殊過敏原會引發過敏性鼻炎及氣喘。這種內外環境的夾擊，會使得嬰兒在六歲以前經常生病。而且就算出生後立即使用水解蛋白奶粉，有過敏體質的兒童在七歲以前發生過敏性鼻炎及氣喘的比例也沒有變化，所以吸入性過敏原的影響仍較大。

導致氣喘發作過程圖解

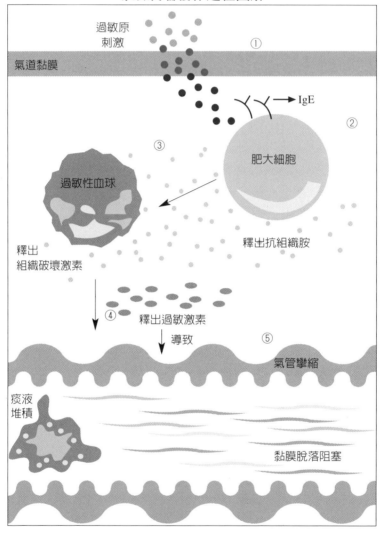

① 過敏原進入體內。

② 刺激肥大細胞釋放大量組織胺。

③ 吸引大量過敏性血球進入發炎組織。

④ 發炎組織破壞激素刺激開始產生變化

⑤ 氣管壁開始攣縮大量痰液堆積於氣道中，遭破壞脫落的組織阻
　塞氣道。

4.病毒的感染

在嬰兒時期最重要的病毒是呼吸道融合病毒（RSV）及副流行性感冒病毒。在一歲以前有半數的兒童會受到此類病毒的感染，而此類病毒通常侵犯下呼吸道。由於症狀和氣喘十分類似，所以有人統計發現：因為罹患此病毒所發生的細支氣管炎，有 3/4 的人會產生喘鳴，而在二年後有 1/2 的人仍可以察覺喘鳴聲，甚至五年後還有 1/4 的人可以聽到喘鳴。而且如果在一歲以前罹患肺炎的話，據統計，有 13.6% 的機會得到氣喘。好可怕的數據？但只是統計而已，不用太在意！

5.季節的影響

人家說人的命在落土時就已經註定，套在有過敏體質的兒童身上，還真有那麼一點道理。據統計，出生在三月的小孩，對花粉過敏的比例最高；出生在十月的，就對乾草過敏。而對塵蟎過敏則一年四季皆有。不過，隨著都市的發展，對蟑螂過敏的比例正大幅提升。

6.年齡

其實，說了那麼多，要發展成氣喘病，也要能活那麼久，才能見到。因為氣喘病是一種慢性病，它需要時間接受刺激，進行組織的破壞，讓發炎細胞能夠長時間的浸潤及發展。不過，如果本身即是重度患者，如先天性免疫缺失症或囊性纖維化，氣喘就只是其中的一種表徵，不需時間的配合。

因此，氣喘病不是單一因素形成，而是由多重原因所造成的結果。

為什麼要重視小兒氣喘？

1. 氣喘是全世界最常見的兒童慢性病。
2. 罹病人口不斷攀升，已占全人口的 10 ～ 15%。
3. 許多兒童氣喘沒有接受正確的醫療照顧及教育。
4. 氣喘病會造成兒童學習能力及生活品質下降。
5. 氣喘照顧的花費可觀。

氣喘的定義

1. 它是一種可自行恢復或經治療後恢復的過敏性呼吸道疾病。
2. 它具有反覆性或陣發性的咳嗽、胸悶、呼吸急促和「喘鳴」（咻咻聲）。
3. 氣管結構上會有呼吸道管壁攣縮、發炎、腫脹、黏液增多的現象，導致氣管內徑縮小，而有上述的症狀。
4. 大多數的病人對於外界的過敏原刺激會有「咳嗽」反應或「過敏」反應。
5. 大多數的病人具有過敏體質（意即如果抽血檢驗的話，可以發現血球中的過敏性血球（Eosinophil）和過敏性蛋白（IgE）會上升）。
6. 通常其家族中其他人罹患有過敏病或本身合併有其他過敏性疾病。

如何分辨氣喘跟一般感冒？

氣管過敏也就是一般所謂的支氣管氣喘，如果有下列特徵，則氣管過敏的可能性會比較高，但是仍需醫師診治：

1. 咳嗽症狀持續很久，超過一般感冒的持續時間。
2. 引起的咳嗽症狀大多在晚上睡覺時與清晨起床後比較容易發作，尤其是晚上。
3. 同時有過敏性鼻炎：長期打噴嚏、流鼻水，常常因為鼻子癢去揉鼻子。
4. 同時有異位性皮膚炎。
5. 家族裡有其他人有過敏性疾病，包括過敏性鼻炎、支氣管性氣喘、過敏性結膜炎、異位性皮膚炎等。
6. 咳嗽厲害的時候，會有咻咻的支氣管收縮聲音（wheezing）。
7. 在天氣冷熱變化的時候咳嗽特別厲害。
8. 嚴重發作的時候會有呼吸困難的感覺。

氣喘圖解

1. 平滑肌開始攣縮，出現胸悶
2. 發炎細胞進入氣管壁造成管壁腫脹，開始咳嗽
3. 出現黏液阻塞而導致氣喘

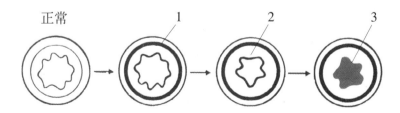

正常　　　　1　　　　2　　　　3

氣喘發作時身體的變化

瞭解氣喘發作時，我們的身體會有哪些變化，
可以讓患者與醫師的配合更清楚。

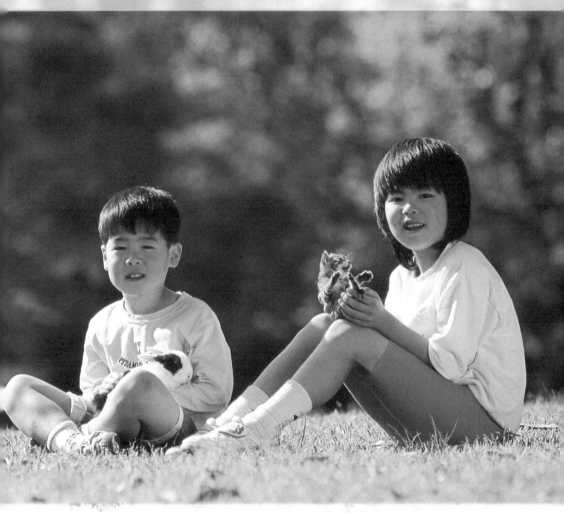

總論

　　當有特殊體質的氣喘病人,被過敏因素誘發氣喘時,其氣管(包括支氣管、細支氣管)的平滑肌便會緊縮,氣管的黏膜會腫脹,而且氣管內的黏液也會大量增加,發炎細胞開始堆積,這種種現象會使原本暢通的管路,頓時阻塞一大半,而導致氣體的進出發生困難,以至於換氣困難,有缺氧窒息的危險,而為了自救,所以身體便會加速、用力地呼吸,所以會出現劇咳、胸凹發紺及喘鳴的現象。

組織胺的釋出

　　會發生上述的過敏反應,有一種很重要的因素,就是體內會自動大量的產生「組織胺」,由於在過敏病人的氣管壁上有大量的組織胺接受器,所以儘管只有少量的過敏原刺激肥大細胞,但其產生的組織胺卻可誘發劇烈的變化,就宛如引線與火藥的關係一般。

　　組織胺是體內肥大細胞在受到刺激後所產生的產物中的一種,它主要是作用在含有組織胺受器上的組織(可分成 H1 、 H2 、 H3),而導致肌肉緊縮,血管通透性增加,腫脹、黏液分泌增加等等,在氣管上的表現,就是氣喘,在鼻子的表現就是過敏性鼻炎,其他諸如過敏性結膜炎、過敏性皮膚炎、蕁麻疹等都與其有關!

　　然而,實際上,掌控整個組織胺釋出的肥大細胞,尚可釋出其他如前列腺素、介白質、淋巴腺素、血小板刺激素等多種活躍因子,這些因子亦可表現如組織胺,甚至更強的效應,也是目前醫藥界更深入在探討中的一群。

黏膜的腫脹

　　在支氣管鏡尚未發明以前,經由屍體解剖可以得知因氣喘致死的病人,其氣管黏膜組織因腫脹而導致氣管內徑的阻塞是致死的主因,

這是由於上述各種肥大細胞所釋放出來的介質，影響了位於氣管壁附近的血管，其通透性增加，而導致體液大量滲入了氣管黏膜內鬆散的結締組織，使其腫脹、發炎，而這種現象可以從輕微的數分鐘到嚴重的數小時，端視個人體質而定。

黏液的釋出及氣道的阻塞

由於過敏介質的影響及滲出液過多的因素，在氣管內壁的細胞會大量的脫落及產生黏液，這是一種發炎的現象，於是會吸引許多發炎細胞參與，所以在過敏氣喘病人的痰液中便可發現許多過敏性血球、發炎性血球（如中性球、鹼性球）及淋巴球，而這些血球所以能大量的侵入發炎組織中，是由於這些組織的細胞表面含有大量的勾勾（ICAM-1、ECAM-1、VCAM-1），可以勾住且緊密的和發炎細胞上的勾勾（LFA-1）進而結合，侵入這些組織中。

而在一連串的生化及生理作用下，大量的黏液被釋入已經縮小的內徑裡，導致氣管更加的阻塞，空氣只進不出，導致肺泡腫脹不堪，卻沒有有效的氣體交換，所以病人會呈現痛苦不堪、劇咳、大口呼氣，如果不給予即刻治療，就有窒息而死的危險。

身體其他相關因素

當氣喘發作之際，除了氣管本身的變化之外，身體其他部門也沒有閒著，例如自主神經系統便會動起來，提高腎上腺素，以加速呼吸，內分泌系統也會加速或減緩分泌，應付即將而來的危機，眼睛、皮膚、鼻子的黏膜也會因氣管過敏的誘發而受到牽連，也會產生過敏的現象。如果這時合併有其他的疾病，如病毒或細菌感染、高血壓、心臟病、腦血管疾病、將會加重彼此的病症，甚至致命。

氣喘患者爲什麼難以呼吸？

有過敏體質的人，在經過過敏原刺激後，會產生和正常人不同的激烈反應，表現在氣管上的就形成了「氣喘」。

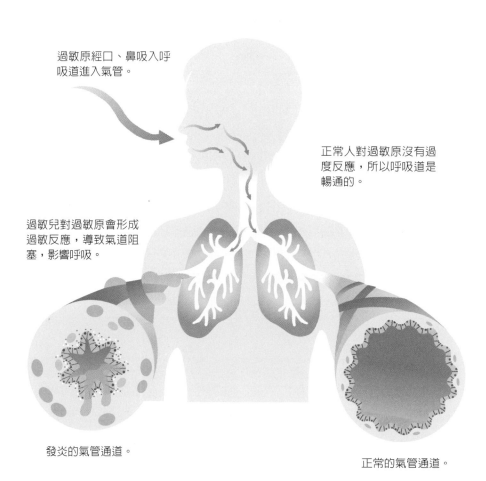

過敏原經口、鼻吸入呼吸道進入氣管。

正常人對過敏原沒有過度反應，所以呼吸道是暢通的。

過敏兒對過敏原會形成過敏反應，導致氣道阻塞，影響呼吸。

發炎的氣管通道。

正常的氣管通道。

過敏體質症狀量表

以下附帶一張表格，請根據其中的問題來回答是否，再依據得分來參考小孩是否有氣喘？是（2分），否（0分）

一、 咳嗽症狀

1. 是否有持續或反覆性咳嗽？　　　　　　　□是　□否
2. 是否在運動後有劇烈咳嗽？　　　　　　　□是　□否
3. 是否經常在夜間咳嗽？　　　　　　　　　□是　□否

二、 喘鳴症狀

1. 是否可以經常聽到喘鳴聲？　　　　　　　□是　□否
2. 是否在運動後聽到喘鳴聲？　　　　　　　□是　□否
3. 每次感冒時就可以聽到喘鳴聲？　　　　　□是　□否

三、 生活症狀

1. 是否經常被診斷成「細支氣管炎」或「氣喘」？　□是　□否
2. 是否經常因為劇烈或持續性咳嗽而輟學？　□是　□否
3. 小孩是否經常跟你抱怨「胸悶」？「胸痛」？　□是　□否

四、 家族史

1. 家族是否有氣喘、過敏性鼻炎、經常性濕疹？　□是　□否
2. 家族中是否經常有孩子罹患哮吼、細支氣管炎？　□是　□否
3. 小孩是否在嬰兒時期就有經常性濕疹？　□是　□否

※ 如果得分在 2～6分，建議進行氣喘檢查。

※ 如果得分在 6分以上，幾乎確定有氣喘體質。

※ 由於引發氣喘的原因甚多，以上此表僅做參考，不過如果在經過治療後，此表可作為療效的參考表（最好降至0）。

過敏太極圖

當抗原進入體內後會被清除，但如果病人有過敏體質就會啟動過敏免疫系統而致病。

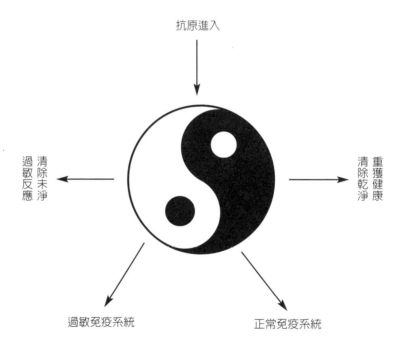

抗原進入

過敏反應　清除未淨

重獲健康　清除乾淨

過敏免疫系統

正常免疫系統

互相協合

環環相扣的機制

氣喘本身為非常複雜之疾病，和體內許多機制環環相扣，這機制和基因的排序或異常有關連。

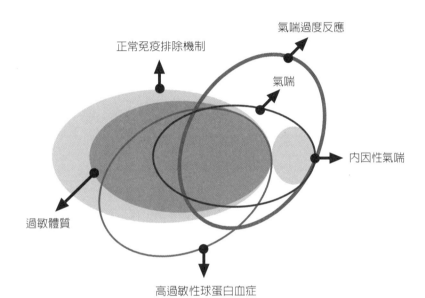

何謂過敏體質

全臺灣有 2/3 的人口有過敏體質，但不代表會產生過敏現象，
瞭解自己是否有過敏體質，可以有心理準備，
不會到處看病，還以為得了什麼怪病？！

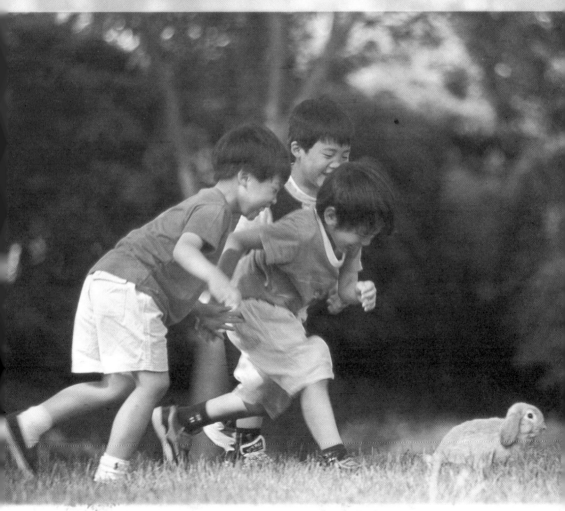

如果你的小孩經常會打噴嚏、流鼻水、「吃這個也癢，吃那個也癢」，或者是氣喘經常發作，那麼醫師就會告訴家長說：「你的小孩有過敏體質。」

什麼叫做「過敏體質」？其實，這是一種很籠統的說詞，令人很難真正瞭解。大致上，我們可以這樣解釋：「**這是一種遺傳性（可以隔代）的過敏體質，大多是來自於體內及環境因素的不良作用，所造成的發病現象，而且經常會反覆性發作。根據它的症狀表現，其病情的程度從輕微到致命都有可能！**」

談到這裡，我們先解釋一下：「過敏反應是怎麼發生的？」我們人體內的免疫系統會對外界及體內環境做適當的調整，以維持體內環境的穩定性。當外界的異物（抗原）進入體內後，免疫系統便會啟動「清除機制」，來清除抗原，一直到抗原被清除乾淨為止。這個時候，如果抗原的量太多，或者是體內免疫機制有問題，就會產生免疫疾病。如果和過敏性免疫球蛋白（IgE）牽涉關係，就會有過敏現象，在臨床上會導致種種不同的症狀表現。從輕微的紅斑到致命的危險均有可能，而且每個人的異同表現之間，還各有千秋；發生症狀的時間也不一樣，從短短的數分鐘到十幾個小時皆有；有時可自行緩解，有時反覆進行，如有合併其他因素，甚至可能致死。

前面說到，這樣的過敏反應有遺傳性。事實上，根據研究顯示：確定有過敏體質的父母所生下的子女，比正常父母之子女有過敏體質的比例高出很多；如果父母皆有者，其子女罹患比例大於 50 ％；其中一方有者，其子女罹患的比例亦可高達 30%（見右頁圖）。

而且重要的一點是——如果你有過敏體質，則在你一生的任何年齡中都可能發生過敏反應，包括剛出生的嬰兒到眼昏齒搖的爺爺、奶奶；不過大部分的人是在二、三歲時就會逐步表現出來。

異位性中的遺傳與環境因素

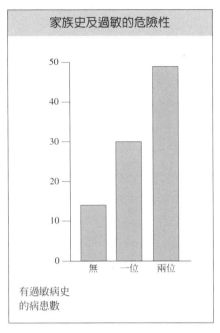

家族史及過敏的危險性

有過敏病史
的病患數

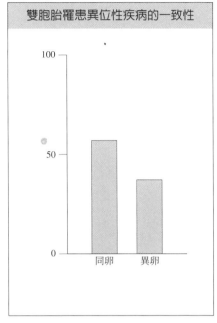

雙胞胎罹患異位性疾病的一致性

左上：在過敏個案中，常有明顯的異位性家族史傾向，在經過大規模的研究後
　　　證實，若雙親患有過敏病史者，則其後代更易具有異位性體質。

右上：異卵雙胞胎（dizygotic twins）同時罹患異位性疾病的比例較一般的族群
　　　為大（約為 20 ％）。然而，同卵雙胞胎（monozygotic twins）同時罹患
　　　異位性疾病（即一致性）的比例卻低於 100 ％。只有基因型式決定異位
　　　性疾病發展的主要因素時，同卵雙胞胎的罹病一致性才能達到 100 ％。

由以上兩個實例得知：遺傳及環境是造成異位性疾病的兩個重要因素。

——引自 MOSBY 出版的《免疫學》

過敏病和遺傳的關係

- 父母親都沒有過敏病：12.5 ％子女有過敏病
- 父母親中有一人有過敏病：19.8 ％子女有過敏病
- 父母親中兩人都有過敏病：42.9 ％子女有過敏病
- 父母親都有過敏病且具相同症狀：72.2 ％子女有過敏病
- 子女中有一人有過敏症：32.3 ％其他子女有過敏病

氣喘患者支氣管內在環境圖解

當過敏原進入氣管後，和內壁中的肥大細胞接觸後，釋出大量化學物質，導致乙二型受體興奮，接著又收到嗜伊紅白血球浸潤，引發氣喘。

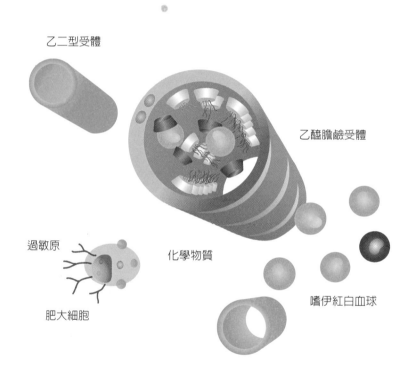

乙二型受體

乙醯膽鹼受體

過敏原

化學物質

肥大細胞

嗜伊紅白血球

過敏反應的臨床表現

過敏反應在全身各處會有不同的表現，單一系統的過敏現象可以很快以藥物改善，多重系統過敏則會有致命的危險，不可不慎。

組織器官	症 狀 表 現
一般狀況	焦慮、混亂、精神緊張
皮膚	紅斑、潮紅、腫脹、蕁麻疹、有時發紺
心臟血管	低血壓、心律不整、心肌梗塞
呼吸系統	喘息、呼吸衰竭
胃腸系統	噁心、嘔吐、腹痛、大便失禁
耳鼻喉	流淚、鼻塞、嘴唇腫脹、打噴嚏
神經系統	頭痛、頭暈、抽筋、顫抖
血液系統	紅血球、白血球凝聚，好像發炎反應一般

完整的氣喘診斷及
其關鍵因素

醫師通常會以一套標準來判斷患者是否有過敏體質，
再依照過敏體質表現的強弱，來判斷是否會發生過敏性症狀，
因此瞭解如何診斷和如何避開過敏原是重要的議題。

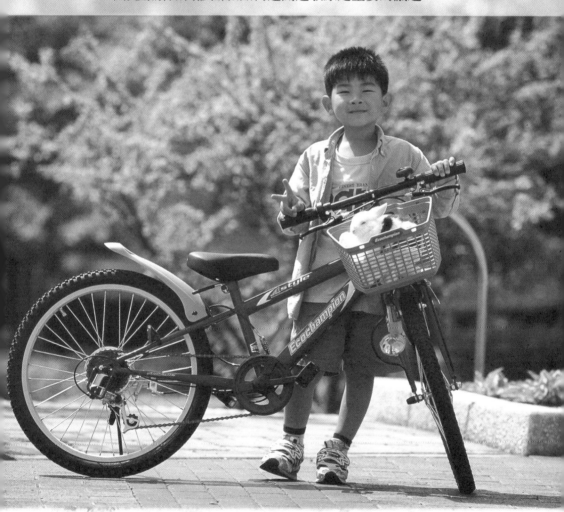

過敏病史的判斷

　　須注意並非所有氣喘病童均有過敏體質，且具過敏體質的病童也未必得氣喘病。具有過敏體質的病童其免疫系統對一些原本無害的「過敏原」產生致敏性反應。常見的過敏原有花粉、塵蟎、黴菌及動物毛屑，一旦接觸此類過敏原，過敏病童便會過度分泌化學物質，引發症狀。許多過敏病童會同時有過敏性鼻炎及異位性濕疹的症狀。依據病童的年齡及環境、過去病史及家族史，醫師可經由皮下注射或抽血做過敏原測試。

1.小心避開常見過敏原

　　吸入性物質是引起氣喘的最重要因素，食物、針劑和接觸性物質比較沒有關係。臺灣屬於海島型氣候，地處亞熱帶，終年濕度高，四季又不分明。研究發現，在臺灣，最重要的過敏原是家塵（93.4%）（病人皮膚試驗呈陽性）、塵蟎（90.2%）、舊棉絮（7.5%）、草蓆（31.2%）、黴菌（37%）、蟑螂（45%）。另一過敏來源是孢子，它是微小到在顯微鏡下才可看到的黴菌種子。臺灣因地處亞熱帶，氣溫高、濕氣重，黴菌從三、四月到十二月間大量繁殖，尤其在夏天，是臺灣重要的過敏原。室內不要養狗、貓、鳥類等寵物，因為動物皮及排泄或分泌物很容易引起過敏。蟑螂在溫暖氣候裡，容易繁殖，因此蟑螂在臺灣也是重要過敏原之一，要保持居家環境清潔使蟑螂沒有生存空間。藥物也能使氣喘發作，有些人可能相當嚴重，其中一些病例可能要避免使用阿斯匹靈和相關藥物。

2.看不見的敵人——塵蟎

　　塵蟎是一種節肢動物，肉眼看不見，需要用高倍的顯微鏡仔細觀察才能發現。 80 、 90% 以上的過敏都是這群傢伙造成的。在世界各國的研究中，超過五萬種的塵蟎，其中二種與我們過敏疾病最有關

醫師可依此標準做出診斷

完整的氣喘診斷標準：適用六歲以上的兒童。

1. **過 敏 病 史**：家族中成員有無過敏疾病？
2. **過 去 病 史**：1.反覆性喘鳴發作（尤其一歲內有三次以上紀錄）
    2.早晚嚴重咳嗽的次數
    3.運動時咳嗽
    4.感冒合併喘鳴的次數
    5.季節變化或溫差大時會有喘鳴
    6.有無使用過抗過敏或治療的藥物
3. **理 學 檢 查**：1.有無過敏性鼻炎、過敏性結膜炎、異位性皮膚炎、濕疹
    2.有無反覆性中耳炎、鼻竇炎、鼻息肉
    3.有無桶狀胸
    4.有無喘鳴聲
4. **實驗室檢查**：1.過敏性血球數量（Total Eosinophil count）
    2.過敏性球蛋白數值（IgE）
    3.特殊過敏原檢查（MAST，八爪皮膚測試）
    4.胸部 X 光檢查：主要是排除其他疾病的可能
    5.肺功能檢查：最高呼氣流量表
    6.耳鼻喉檢查：最好合併鼻竇 X 光檢查
    7.必要時合併食道二十四小時酸鹼度測試，以便排除胃食道逆流

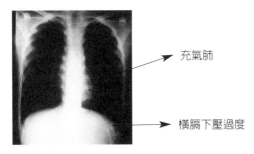

充氣肺

橫膈下壓過度

「氣喘患者的胸部 X 光片」可以明顯看出肺部充氣現象，空氣只進不出，氧氣供應變成不足，橫膈膜要更用力下壓才能吸入空氣。

係，即歐洲室塵蟎與美洲室塵蟎。其他的種類，會因地區的不同而有些許的差異，在臺灣的研究中，也是以這兩種爲主要過敏原。塵蟎是以動物的皮爲主要生命源泉，其中包括了人、家中小動物、貓、狗、蟑螂、老鼠、棉製品或用動物皮毛製造的家俱、衣服等等所代謝脫落的毛、髮、皮屑，含有蛋白質的物質，都是它們賴以維生的食物。它們喜歡藏在生活中最容易找得到這些食物的地方，如：床墊、地毯、長毛衣服、絨毛玩具等等的地方。

濕度七十以上是最適合塵蟎的生長。我們居住的地區，恰恰好是海島型氣候，濕度非常的高，是最適合塵蟎的居住。在臺灣，過敏疾病的日漸增加，身處高濕度地區不是沒有關係的。

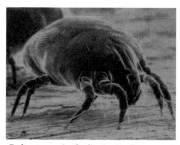

「塵蟎」是最常見的「吸入性過敏原」

塵蟎的繁殖力非常驚人，母蟎一次可以生下 25 至 50 顆蛋，每三個星期就有新一代的小蟎出生，一旦有塵蟎，想要澈底清除是件非常困難的事。唯一的方法就是保持乾燥，將濕度控制在 50 以下；還有將家裡整理的一塵不染，才有根除的可能。會引發過敏的物質主要是來自塵蟎所產生出的代謝物，亦即它的米田共（糞）。它是一種含有豐富消化酵素的蛋白質，經過呼吸道吸入後，被分解成爲較小的蛋白，這些蛋白質就是過敏原；小的蛋白質中已被分離出非常多種會引起過敏的抗原致病單位，其中第一個被報告出來的是 Der p 1，也是最常見，最常被研究的過敏原。一般的環境中，Der p 1 的濃度不超過 2 微克每克（等於 100 單位的塵蟎）時是不會產生引發過敏體質的人過敏反應，但超過時（尤其是大於 10 微克），會大大的增加過敏的危險性，在這種情況下，引起過敏的小蛋白質會進入較深部的肺部，造成較嚴重的過敏症狀。

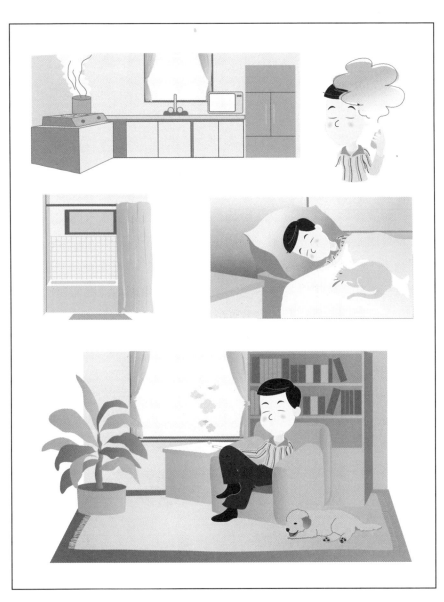

塵蟎可存在於家中任何區域，以毛屑爲食，如搔落的頭皮屑，貓狗搔落的毛髮，地毯的纖維等等。

過去病史

醫師會詢問有關患者是否有以下的病史：

①**運動型氣喘**：百分之 40% ～ 90% 的氣喘孩童在劇烈運動後會引起支氣管壁痙攣而發生咳嗽、喘鳴等氣喘症狀，此即所謂運動誘發型氣喘。運動誘發型氣喘通常在劇烈運動後的六到八分鐘後會出現咳嗽、呼吸喘鳴聲，和氣喘發生一樣；嚴重時，會使患者停止運動，並需藥物緩解，一般在三十至六十分鐘內會恢復正常呼吸及肺功能。最危險的時間為最初出現症狀十分鐘內，須特別小心注意。運動誘發型氣喘在乾冷空氣、空氣污染、過敏原多的環境下特別容易發作。在劇烈運動下，呼吸速率及吸入空氣量大為增加，此時可能吸入大量乾冷的空氣，引起呼吸道滲透壓改變，使支氣管過敏細胞釋出化學物質，引起支氣管收縮引發症狀。對此類病童，醫師通常會開立氣管擴張劑或 Cromolyn 噴劑的處方，於運動前十五至二十分鐘前使用，可有效阻止因運動引發的氣喘。

②**上呼吸道感染**：即使小小的感冒，亦可能引發病童的氣喘發作。病毒感染是最常見的上呼吸道感染的原因，使用抗生素並無療效，除非懷疑有細菌感染的可能，勤洗手是預防傳染感冒病毒的有效方法，歐美甚至建議病童每年接種感冒疫苗。

③**鼻竇炎**：許多氣喘病童同時患有鼻竇炎，常引發過度黏液分泌，甚至鼻涕倒流入氣管，因而引發氣喘。特別是在晚間睡覺時，鼻竇發炎會加重氣喘的症狀，故須早期診斷治療，這是一種需要較長期抗生素治療的呼吸道疾病。

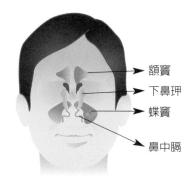

額竇
下鼻珅
蝶竇
鼻中膈

鼻竇炎是誘發氣喘的原因之一，慢性鼻竇炎急性發作，容易因為鼻膿倒流，誘發夜間咳嗽而被誤認為氣喘。

④**情緒反應**：情緒本身並非造成氣喘的原因，但對罹患氣喘的病童而言，情緒起伏常會引發氣喘發作。對常人而言，強烈情緒反應會導致呼吸形態改變，而氣喘病童的氣管本已敏感，故更易引起氣喘發作。憤怒、害怕、強大的壓力感，均是常見的誘發因子，即使單純的哭笑亦可能引起發作。

⑤**空氣中的異物**：空氣中很多物質均會刺激鼻黏膜、喉嚨及氣道，如二手菸、灰塵及特殊異味等，空氣污染對氣喘病童是一嚴重威脅。

⑥**氣候**：氣候改變常會加重病童氣喘症狀。然而並沒有任何一特定氣候對所有氣喘病童均有好處或壞處，有些病童易在下雨天發作，有些卻在較熱天氣較易發作；對冷空氣敏感的病童在冬天較難受，而對花粉過敏的病童症狀卻在冬天較緩和。

⑦**胃食道逆流**：某些病童氣道及胃之間肌肉功能不佳，常導致胃內容物逆流至食道，而引起強烈灼熱感。此類逆流的酸性物質亦常引發氣管變縮，使氣喘症狀加重，治療方式包括將床頭抬高、睡覺前幾小時勿進食及使用口服制酸劑等。

⑧**食物過敏**：眾所周知，某些特定的食物可引發氣喘症狀，如真有懷疑可避免服食，然而食物過敏最好由過敏免疫專科醫師認定。

臺灣氣喘兒容易發作的季節

①**秋末冬初**：塵蟎於此時最活躍，而且日夜溫差加大，另外，冬天使用的被單因久未使用，已孳生甚多過敏原，如塵蟎、黴菌，若剛拿出來而未經曝曬就蓋在身上，便易因過敏原之散發，而導致氣喘發作。

②**春末夏初**：梅雨季帶來豐配的雨量也帶來陰霾的感覺，塵蟎及黴菌叢生，皆易引起過敏病之發生，另外，冷氣機過濾網及出風口一整年未使用，過敏原亦藏其中，此時一經使用，過敏原也易散播於空

氣中，氣喘也易發作。

③**剛開學時**：開學初期，感冒病例會增加，普通的濾過性病毒感冒易引起氣喘急性發作，避免或減少到人多之處，如百貨公司，並常常喝水，減少被感染的機會，外出時，帶上可遮住嘴巴與鼻子的口罩，以避免接觸病原體。

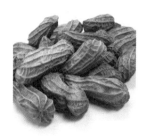

「食入性過敏原」中最容易致死的因素—花生，每年總有人因誤食任何含有花生原料的食品而致敏死亡。

注意氣喘兒的早期警訊

　1.**胸部有奇怪的感覺**：小孩通常無法正確描述，只覺得胸部怪怪的
　　　　　　　　　　　（悶悶的鈍痛感）

　2.**呼吸型態改變**：家屬可觀察患童是否有呼吸費力、使用輔助肌
　　　　　　　　　　肉、鼻翼搧動、呼吸速率增加

　3.**悶悶不樂**：活動力不好、心情鬱悶

　4.**疲倦**：常表現出累或想睡覺

　5.**神經緊張**：小孩易反應過度

　6.**流鼻水**：有上呼吸道感染之症狀

　7.**眼睛下緣有暗色眼圈**：熊貓眼

　8.**下巴癢**：家屬可觀察患童頸部部位有搔癢的感覺

氣喘的檢查

在獲得患者的病史訊息之後，醫師可以進行一連串的檢查來確定診斷，
而這些檢查通常須要實驗室的協助。

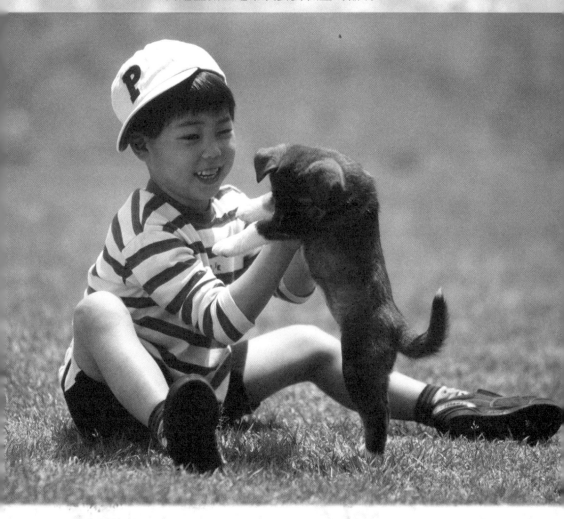

如何檢測過敏體質

過敏體質的檢測，目前很方便及簡單，但是病史資料的蒐集更重要。

過敏的發生，是由於具有特異體質的人在體內無法將過敏原全部排除，導致體內產生過量的過敏原特異性 IgE 抗體所致，因此偵測過敏體質的重點，就是著眼於偵測體內是否有過量的抗原反應或特異性 IgE 抗體。

然而除此之外，仍有些資料必須蒐集，以資參考：

1.病史的追溯：症狀的詢問

①是否有長期、慢性的咳嗽？②出生後是否有慢性、反覆性的嘔吐或腹瀉？③是否有家族史（氣喘、濕疹、過敏性鼻炎、蕁麻疹）？④是否有難以治癒的疹塊？⑤是否有反覆性的氣管發炎、鼻子發炎等呼吸道的問題？

2.症狀發生的時序或地點

①每年的春秋兩季如三～五月、十～十二月之間，症狀較嚴重？②在灰塵量大、骯髒的地方，容易發生症狀？在經過大掃除或搬離後，症狀會不藥而癒？③友人家中飼養貓、狗等寵物，每次去就會打噴涕？④配戴飾物或橡皮手套，會產生濕疹？

3.身體症狀的觀察

①異位性皮膚炎（異位性濕疹）：嬰兒期在臉頰出現，慢慢轉移至頭部和四肢關節的伸及曲側。②黑眼圈（從嬰兒時期就可注意到，此即過敏性結膜炎、過敏性鼻炎的特徵）。③經常性的鼻塞及鼻涕倒流。④桶狀胸（胸廓不正常的擴大）。⑤胸廓下陷。⑥經常性的精神不濟或注意力不集中。⑦食慾不振。

一個有經驗的醫師會就以上的資料，做出初步的判斷，接下來，他便會要求做一些檢查來確定診斷。

①抽血檢查過敏性血球及過敏性球蛋白（IgE）的高低：

　　一般說來，有過敏體質的人，其過敏性血球及過敏性球蛋白（IgE）都會上升，但是由於在檢驗時會受到很多因素影響（環境、時間、藥物等），其數值除非很高，否則僅能作為參考。

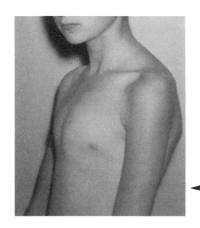

患者的胸部突起並擴大，整個胸廓就像個木桶般。

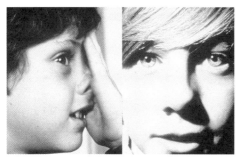

長期的過敏性鼻炎或結膜炎可以導致眼皮下緣的色素沈澱下眼皮會浮腫，鼻頭也會上揚。

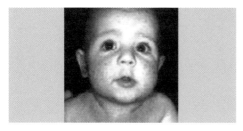

嬰兒對牛奶蛋白過敏，會在出生後二星期，開始產生異位性濕疹，通常以面頰、頸部及臀部有大片紅腫濕樣的斑疹為表現。

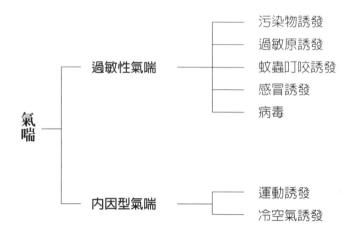

過敏性氣喘
- 污染物誘發
- 過敏原誘發
- 蚊蟲叮咬誘發
- 感冒誘發
- 病毒

氣喘

內因型氣喘
- 運動誘發
- 冷空氣誘發

有許多因素可以誘發氣喘，有外在或內在因素，這些都要嚐試避免。

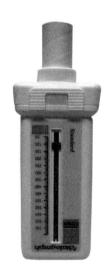

利用「最高呼氣流量計」來測知肺部功能是最簡易的工具。

②直接偵測過敏原：

有皮膚試驗及抽血檢驗過敏原特異性（IgE）抗體等多種方法。

③過敏原激發試驗：

在偵測出可能的過敏原之後，利用激發試驗，即可確定診斷，由於危險性相當高，目前較少採用。

由於科技的發展，上述的檢測方法已經可以在嬰兒初期即可進行，因為過敏的治療及預防是愈早愈好，所以提早偵知是否有過敏體質，是很重要的觀念。

理學檢查方面

氣喘的病人會出現：

①過度肺部擴張的證據，例如：使用呼吸輔助肌，聳肩或鴿胸的胸廓結構。

②呼吸音的聽診，有哮鳴音或呼吸音減弱。

③合併濕疹皮膚病。

④合併有鼻炎、鼻竇炎或鼻息肉，以及鼻涕倒流。

實驗室的檢查須檢驗的項目

包括：

①肺功能的測試，尤其是第一秒呼氣容積（FEV1）、尖峰呼氣流速（PEFR）及用力呼氣肺活量（FVC）的測定，氣喘病人第一秒呼氣容積及尖峰呼氣流速會下降。

②支氣管激發試驗或支氣管擴張劑檢驗是否為陽性反應，若是陽性反應，使用藥物治療可否很快緩解，如可大概就是氣喘。

③血清免疫球蛋白（IgE）、抗原特異性 IgE 抗體（如 RAST）、

嗜伊紅白血球陽離子蛋白（ECP）是否上升（氣喘患者會明顯上升）？

④痰檢查及痰中嗜伊紅白血球的染色，如果病人咳不出痰時，可用高濃度食鹽水（5%）氣霧吸入引痰，一般氣喘病人嗜伊紅白血球數目會上升。

⑤胸部X光，一般為正常或僅肺部過度充氣的表現。

⑥耳鼻喉檢查及鼻竇X光檢查是否合併鼻炎及鼻竇炎或鼻息肉。

⑦支管鏡檢查，一般為正常（很少執行，除非為了排除異物吸入的可能性）。

⑧食道動力學及二十四小時酸鹼度測試，因逆流性食道炎亦會引發氣喘的發作。

總之，視病人的需要安排必要的檢查是診斷氣喘的原則，並非所有檢查非做不可，但是詳盡的病史、理學檢查及實驗室檢查，可以提供診所及評估嚴重度的完整資料而建立適當的治療計畫。

氣喘的治療目標

利用全世界治療氣喘的步驟——「四不二沒有，用力吹出八十分」，
來達到氣喘的治療目標——終止或避免以後的併發症或後遺症。

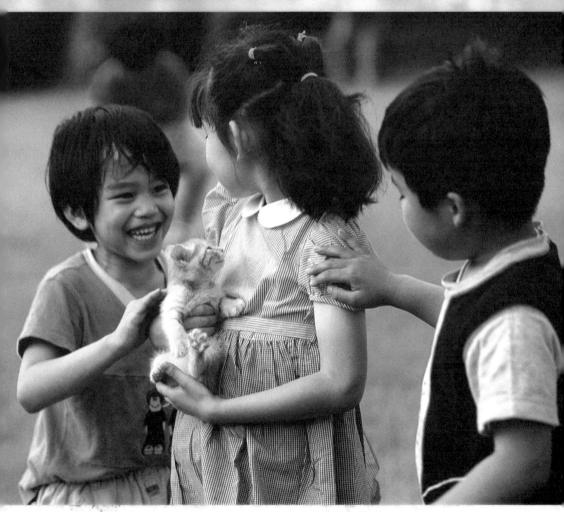

氣喘患者須依照其嚴重度，擬定長期的治療計畫，在過去的治療方針是以急性發生時給予緩解為主，現在的治療計畫則以階段性治療為主，目標是終止或避免以後的併發症或後遺症。所以主要的治療方針為：

● 維持患者的生活品質。

● 儘可能的維持正常的肺功能狀態。

● 避免發生肺部慢性疾病。

● 避免氣喘反覆發作，以減少住院次數及死亡。

● 避免因長期使用藥品而產生的副作用。

而目前全世界治療氣喘的步驟則是以 GINA 的治療原則為依歸——「四不二沒有」、「用力吹出八十分」——「沒有氣喘症狀」、「沒有夜間症狀」、「不需要急診治療」、「不需要使用短效型支氣管擴張劑」、「氣喘不惡化」、「不會因為藥品副作用而改變處方」、「每天肺功能維持大於 80% 以上」。

而氣喘的確定診斷，在大於六歲以上，可以配合肺功能檢查的病童，我們以三種方法來做測試：

1.以短效型支氣管擴張劑吸入後測試， FEV1 > 12% 。

2.以刺激性物質吸入後， FEV1 < 20% 。

3.以吸入型類固醇治療，二星期後， FEV1 > 12% 。

如果有以上的情形出現，便可確定診斷！而確定診斷後，便可依階段性治療來進行！

氣喘控制測驗

這是最新評估氣喘治療與病況控制的表格，目的是為了讓患者與醫師互相瞭解氣喘治療情況是否有好轉？尚未全面推廣。

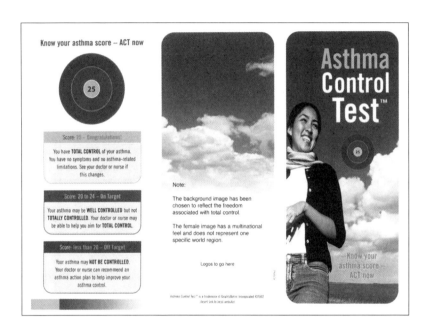

　　這是最新發展出來一套以問卷方式，來瞭解氣喘患者對於氣喘控制是否良好的分數指標。在過去，我們是以最高流量表來做判斷，但這分「氣喘日記」願意持之以恆來做的病人並不多，所以醫師通常只能「臆斷」病情，而不能「判斷」病情是否改善？因此，讓病人自己以問卷的方式，讓醫師在檢查病人之後，配合此項問卷的分數，便可決定目前病人的狀況是否良好？25 分的話很好，不用改藥；20-24分！哦，要注意，再觀察看看；20 分以下，哎！治療該升階啦。如果可以持續三個月以上在 25 分以上的話，便要降階治療。

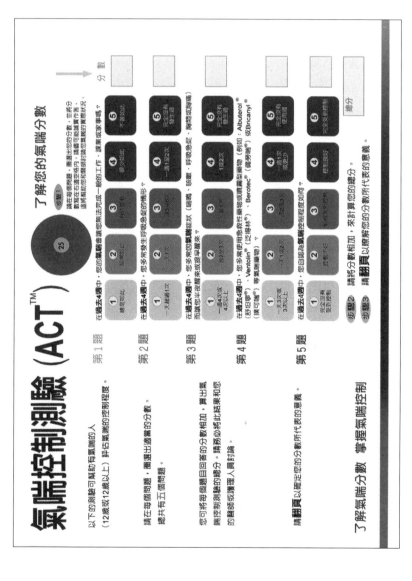

氣喘控制測驗（ACT™）

以下的測驗可幫助有氣喘的人
（12歲或12歲以上）評估氣喘的控制程度。

請在每個問題，應選出適當的分數。
總共有五個問題。

您可將每個題目回答的分數相加，算出氣
喘控制測驗的總分。請務必將此結果與您
的醫師或護理人員討論。

請翻頁以確定您的分數所代表的意義。

了解氣喘分數　掌握氣喘控制

此為十二歲以上或成年人所使用的問卷

48

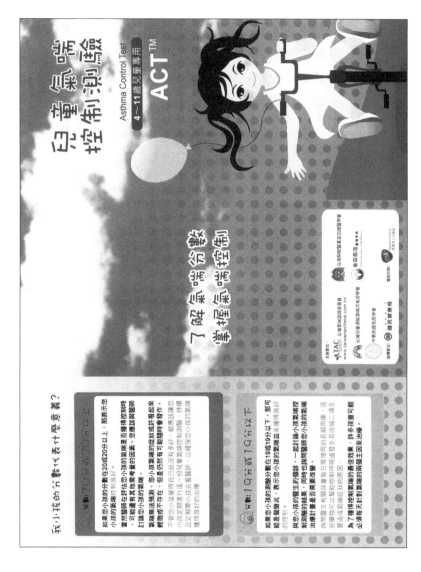

小孩的分數只分成兩種——20 分以上及以下，但仍以醫所的臨床診斷為主要依據。

（本圖片已獲得 GSK 藥廠授權使用）

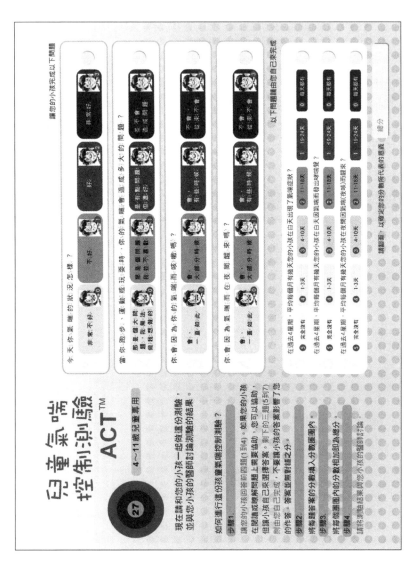

此為四～十一歲兒童專用的問卷，前四題可以由醫療人員以引導方式來讓小朋友回答，後三題則由父母回答。

氣喘的治療方針——階段性治療

以階段性治療為準則是放諸世界皆然的氣喘治療方式，
患者和醫師之間應好好配合，以達到降階的療效。

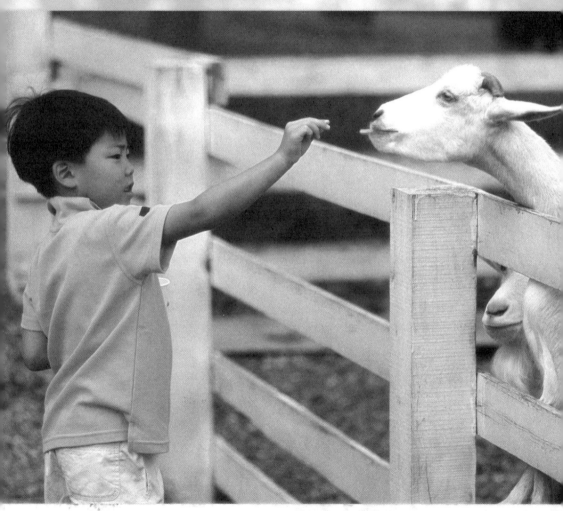

氣喘病在經過了幾十年的研究，集合專家們的意見，全球氣喘專家擬定了一套「治療遵循原則」，即依照氣喘的嚴重程度分級狀況，做「階段性治療」的方式，以達到最好的治療效果。

何謂「階段性治療」？

　　階段性的藥物治療是以患者的氣喘嚴重度不同所擬出來的步驟，目標是以最輕、最少的藥物來達到最大的療效。

　　如果是首次發作或剛發作不久的患者，我們會考慮先給一個最大劑量的藥品，在最短時間內控制住氣喘的急性症狀，然後再逐漸調整，接著再給予維持性藥品，在患者完全穩定之後，再將穩定性藥品的劑量降低至停用。

　　而一個階段的治療大約需要三～五個月的時間來觀察及調整。而且是以第二階段爲起始點

　　接下來介紹的是依照氣喘的嚴重分級的不同所擬定出來的階段性治療步驟，這只是個大方向，還是需要依病人現實的病症做調整。

1.第一階段──輕度間歇性氣喘

　　這類的病人通常有輕微的過敏體質，往往會在感冒或季節變換時（或過敏原大量出現時）發作，有些運動型氣喘的患者也可列入考慮。

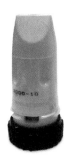
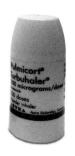

「吸入型類固醇」是目前治療氣喘的主力藥品如能配合吸入輔助器效果更好

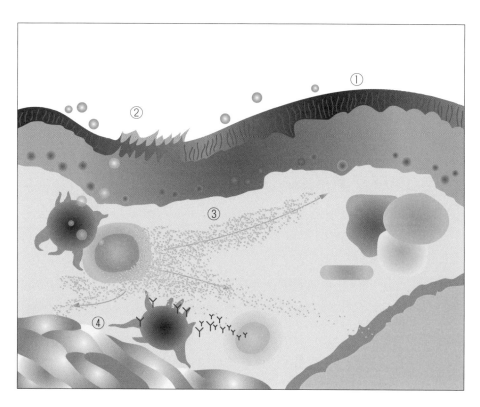

1.正常的氣管黏膜可以看到細胞緊密結合，纖毛擺動正常。

2.遭到破壞的黏膜，則是細胞鬆散，纖毛脫落。

3.過敏原進入組織內引發一連串的過敏反應。

4.反覆發作的氣喘患者可以看到平滑肌的肥厚，而致收縮無效。

平常著重在身體保養（運動、少感冒），急性發作時，可給予短效性氣管擴張劑（乙二型交感神經興奮劑）緩解。

運動前可先吸入一次短效型氣管擴張劑或肥大細胞抑制劑（咽達永藥）來預防氣喘的發作。

如有反覆發作情形發生，則需考慮升階段治療。

2.第二階段——輕度持續型氣喘

這型病人在門診最常見，患者父母親也清楚小孩有氣喘，只是因為發作輕微，次數較少，所以通常只會要求做急性處理，而忽略了長期調養的重要性。

這類患者已經須要長期使用抗發炎性藥品（吸入型類固醇），如果每日早晚肺功能差異度大的話，還須要配合長效型的支氣管擴張劑來輔助。

小小孩則可配合咽達永藥同時治療夜咳。

白三烯抑制劑（欣流）可以用在四歲以上小孩睡前使用，可有效減少類固醇的依賴。

急性發作時，可先用吸入型擴張劑配合備用藥物，如仍持續惡化，則須就醫。

3.第三階段——中度持續型氣喘

這類患者每天都須要吸二次以上的吸入型類固醇來穩定氣管功能，小孩最好合併使用輔助器具，以加強吸收，同時須合併使用長效型氣管擴張劑或白三烯抑制劑，短效型氣管擴張劑可使用但不可變成依賴性，否則急性發作時會有危險，記得「每日不可超過四次」。

這類患者及家屬的情緒最為浮躁，往往為尋求斷根之道，遍訪名醫，吃了大量類固醇，卻仍反覆發作，所以強烈建議好好配合過敏專科醫師的醫囑，穩定之後自然會降階治療。

4.第四階段──重度持續型氣喘

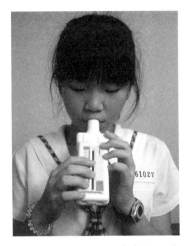

這類患者沒有生活品質可言，每日的變化性大不說，吃了一大堆藥品都不一定見效，整個人的活動受到嚴重的限制，我們只能儘量的維持其生活品質，以大量的吸入型類固醇及大量的長效型支氣管擴張劑來穩定氣管功能。

白三烯抑制劑合併使用可以減少口服類固醇的劑量，但改善不多。

患者須自備氧氣及口服類固醇和短效型支氣管擴張劑於家中備用，如有發作先吃再送醫院，否則在路上即有生命危險。

嚴重度除了以症狀作為判斷的依據，同時也要配合最高呼氣流量計的紀錄，來判斷肺部功能是否達到平均值或早晚變異性是否過大等等。

依病人的嚴重度不同使用不同藥品及劑量，只求將氣管的發炎狀態降至最少，如果能成功穩定控制到滿意程度三個月以上，即可考慮降階治療，相對的，如果控制不好達三個月以上，也應該要升階治療。

但不論怎樣的治療方式，患者及家屬都須有長期抗戰的心理準備，不可隨意停藥，才能有效治療氣喘。

最新氣喘嚴重度之分類表

患者可依發作症狀的情形及其頻率來做嚴重度的判斷,並依最高呼氣值的記錄分辨是否正常。

嚴重度	發作症狀頻率		最高呼氣值	
	白天	夜間	% 最佳值	%變異度(早晚)
嚴重持續型	連續	常常	≦60	>30
中度持續型	1 次/週	>1 次/週	介於 60-80	>30
輕度持續型	≧1 次/週 <1 次/天	>2 次/月	≧80	20-30
輕度間歇型	<1 次/週	>2 次/月	≧80	<20

注意：治療必須根據患者的嚴重度決定由哪一階開始。但在任何一階皆可視情況需要先給予一短期（五～七天）的口服類固醇，以壓制氣喘的急性發作，再依照各人情況做三～五個月的階段性治療。

第一階：間歇發作性氣喘

控制藥物

- 不須使用

急性緩解藥物

- 有症狀時使用速效吸入式乙二型交感神經興奮劑，但是每週不超過 1 次
- 所需治療之藥物劑量取決於發作之嚴重度
- 運動前或暴露過敏原時，使用短效吸入式乙二型交感神經興奮劑或 Intal（咽達永藥）可以防止發作。

第二階：輕度持續性氣喘

控制藥物

選擇以下藥品皆可

- 吸入式類固醇每日吸 400mcg 或白三烯受體拮抗劑（欣流）

緩解藥物

- 速效支氣管擴張劑：有症狀時使用速效吸入式乙二型交感神經興奮劑，但是每天不超過四次。

第三階：中度持續性氣喘

控制藥物

吸入式類固醇每日 200～1000mcg 及長效吸入式乙二型交感神經興奮劑，依體質可以有四種選擇：

1. 同量吸入式類固醇加長效型茶鹼
2. 同量吸入式類固醇加長效口服乙二型交感神經興奮劑

3. 只用吸入式類固醇 >1000mcg

4. 同量吸入式類固醇劑量加白三烯受體拮抗劑（欣流）

緩解藥物

● 速效支氣管擴張劑：有症狀時使用速效吸入式乙二型交感神經興
奮劑，但是每天不超過四次

第四階：重度持續性氣喘

控制藥物

● 吸入式類固醇每日 >800mg 加
長效吸入式乙二型交感神經興奮
劑，依體質可再加下藥物

● 長效型茶鹼

● 白三烯受體拮抗劑※

● 長效口服乙二型交感神經興奮劑

● 口服類固醇

急性緩解藥物

● 速效支氣管擴張劑：有症狀時用
速效吸入式乙二型交感神經興奮
劑

※ 最小年齡以四歲為標準

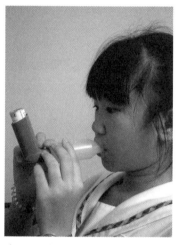

氣喘兒在運動前可配合支氣管
擴張劑使用，避免氣喘的發生

第五階：嚴重持續性氣喘，但反應不良

控制藥物

● 口服類固醇

● 抗 Ig E 抗體長期注射（第三、四階反應不良時，也可考慮使
用，但長時間注射是否會有副作用並無論文發表，所以仍須謹
慎）

氣喘的治療藥品

各種藥品的治療方針及副作用，
可以請醫師解釋，但一定要配合醫囑使用。

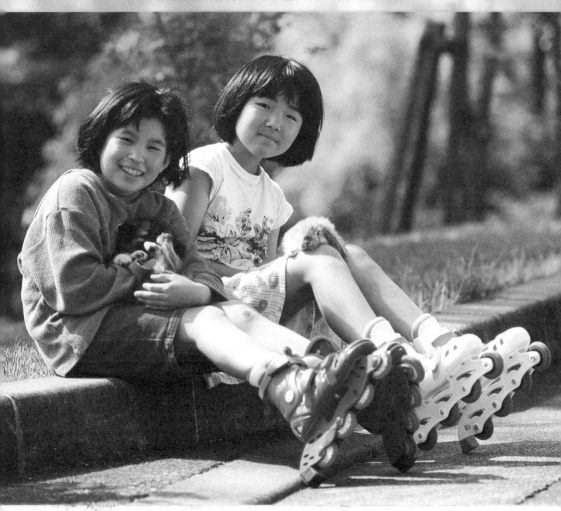

「氣喘的治療是一門藝術」，藝術須要內涵及深度，作者及觀賞者須要能理解彼此的看法，觀點才能溝通，所以作者（醫師）要花時間去搜集資料，瞭解主題之所在，接下來再決定使用什麼材料來表達主題（氣喘治療）。

而觀賞者（患者）也應該適應及認識這些材料，嘗試去瞭解主題所要表現的內涵，如此才能和作者及作品達到昇華的境界。

「氣喘」在人體生理上屬於一種「反覆而且慢性發炎」的狀態，但有時卻會急性發作，許多內、外在環境都會影響結果，因此除了瞭解起因之外，對於治療的材料也應該多少瞭解。

治療氣喘的藥品可以分成兩大類：

● 急性發作時的控制藥品。

● 慢性緩解時的維持性藥品。

以下就對這些藥品做個介紹：

1.乙二型交感神經興奮劑

這是最常使用的藥品，尤其是短效型的藥品，它可以立即鬆弛氣管的平滑肌，讓氣道暢通，也可以控制過敏反應的持續發生，是極有效的氣喘藥品。

這類藥品目前有吸入型（短效及長效）、口服型（短效及長效）及注射型（短效）。

一般說來，一旦確定氣喘，醫師通常會開給患者一支短效型的吸入劑備用，但需要注意的是如果持續靠這種吸入劑作為治療的話，其效果會逐漸減弱，如果大量使用，有時會有強烈作用產生，所以短效型只能用於急性發作時使用。

其副作用為肌肉震顫（手會發抖）、心悸（胸口悶）及罕見的心律不整（通常發生在特殊體質患者）。

在小兒氣喘的範疇，我們通常建議在急性發作時，給予氣霧式或

配合乙二型藥品以迅速緩解氣喘發作的狀況

氣管嚴重阻塞會使肺泡膨脹無法排氣,利用乙二型藥品來鬆弛氣管的平滑肌,讓氣道暢通,使肺泡可進行換氣的功能。

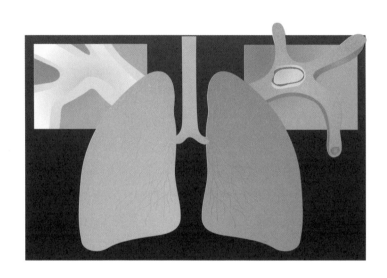

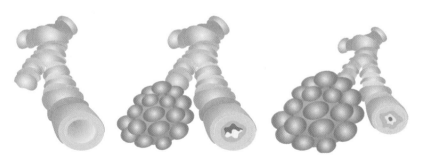

↑ 正常氣管通道。　　↑ 逐漸阻塞　　　　↑ 阻塞非常嚴重肺泡完全
　　　　　　　　　　　可以發現肺泡腫脹。　　膨脹無法排氣,也無法
　　　　　　　　　　　　　　　　　　　　　　進行換氣的功能。

吸入型的短效乙二型交感神經興奮劑一到兩次來緩解病情,而且最好配合輔助器具(面罩、吸入管等),使效果能夠更好。

　　長效型的乙二型交感神經興奮劑主要用於維持氣道的暢道,一般都是在睡前使用,以避免副作用影響日常生活,通常不會單獨給予,配合吸入型類固醇,效果才會好。

2.茶鹼

　　這是最古老的氣喘藥,也是爭議最多的藥品,它有明顯的支氣管擴張的效果,也可以防止氣喘晚期發作,同時又可消炎,可以說是一舉數得的功效,但相對的它的副作用也很驚人,毒性作用劑量極窄,又容易與許多藥品交叉作用(紅黴素、抗癲癇藥等),因此,使用上需要非常熟練。副作用包涵了頭痛、失眠、腹痛、腹瀉、心悸、盜汗,甚至肺功能不良等等;所以有人就說:「如果乙二型交感神經興奮劑可以『完全』發揮功效,就不要再用茶鹼了吧?!」

　　但如果是熟練的醫師,茶鹼在其手上就具有畫龍點睛的效果,尤其是長效型茶鹼,不但可以有效防止夜咳的產生,又不會有明顯的毒性作用,配合吸入型類固醇,可用於中度持續型氣喘患者身上。

3.抗乙醯膽鹼藥品

　　在兒童氣喘的範疇而言,此類藥品很少單獨使用,因為它有嗜睡及口乾舌燥的副作用,但如果以低劑量合併上述二種藥品來用的話,倒是可以產生更好的支氣管擴張的效果,因此,用在老年氣喘上的機會較大。

4.腎上腺素

　　如果手邊沒有乙二型交感神經興奮劑可以使用,或病人實在喘的很厲害,可以立即皮下注射腎上腺素來爭取治療的黃金時間,所有的

診所應該都有準備，只是用到機會微乎其微。

5.類固醇

這是治療氣喘藥品的主題。暫且我們分成「全身性類固醇」及「吸入性類固醇」來討論，但首先必須先釐清許多患者對類固醇的誤解及害怕。

氣喘是由於氣管發炎所形成的病症，它會有許多發炎細胞及發炎物質浸潤在氣管四周，為了中斷發炎的持續存在，類固醇這種「上游藥品」，就可以直接抑止發炎過程的持續進行。

而就是因為類固醇是屬於「上游藥品」，所以在長期使用之後，會強烈影響身體的免疫力、成長幅度及血管流通性（如多毛、月亮臉、水牛肩、生長遲滯、骨質疏鬆、股骨頭壞死、對細菌及真菌的抵抗力降低等等）。

所以它像一把刀，會用的醫師可以藥到病除，不會用的或濫用的醫師則是殘害無辜。

①**全身性類固醇**：通常在氣喘急性發作初期，或以其他藥品治療不彰時，即應合併使用，口服性或注射性的類固醇，其效果相似，所以除非住院治療，不然以口服型類固醇治療即可，中度及重度持續型氣喘患者，家中都該備用類固醇，可在急性發作時，爭取到院存活時間，不必忌諱。

②**吸入型類固醇**：這是氣喘患者的救星，這十年來，林林總總也有幾千篇論文討論過這個藥品，大家一致的結論是：只要診斷為持續性氣喘就該使用！這種類固醇由於直接作用在氣管黏膜，在固定劑量的使用下，可以有很明顯的消炎作用及快速被肝臟去活化的特性，所以早就被容許在兒童氣喘上扮演主角的角色。

但由於其作用主要集中在氣管黏膜及肺部組織中，所以它不能成為氣喘急性發作時的藥品，而是用於維持及保養的功能。

同時，如果在大劑量及長期使用下，它的副作用也和全身性類固醇一般，所以一定要經過專科醫師指導使用（不過還好，一旦減量至停用一、二年後，小孩即可恢復正常）。

6.預防氣喘及維持性藥品

①**口服抗組織胺**：有長效型抗組織胺及肥大細胞穩定劑二種選擇。通常須要連續服用三到六個月，但是一般要連續服用一個月以上才看到療效，由於它們不是人人有效，所以醫師會先給予一段時間觀察後，再決定是否持續使用；不過還好，不管用多久都不會有副作用倒是好事。

②**咽達永藥**：這是一種吸入型的肥大細胞穩定劑，如果能配合吸入輔助器具效果更好，過去一向視爲兒童氣喘治療的首選藥品，（因爲沒有副作用），但如今有吸入型類固醇的問世，它就逐漸乏人問津。不過，以專科醫師的立場而言，如果是輕度間歇型氣喘患者，不妨長期使用，可以避免許多無謂的困擾。

③**白三烯拮抗劑**：（欣流）跟前二種藥品一樣都屬於「下游藥品」，但效果卻明顯許多，由於它可以持續中斷發炎物質的釋放，所以有明顯的效果，副作用至今沒有報告，可以使用在四歲以上的兒童氣喘的治療上，同時又可減輕對類固醇的依賴，在中、輕度氣喘患者可合併吸入型類固醇使用。

怎麼使用這些藥品屬於專業知識，這裡不再贅述，瞭解這些藥品之後，可以讓醫病之間有更多的討論空間。

如何使用吸入型藥品

小孩在使用支氣管擴張劑及吸入型類固醇時，配合吸入輔助氣的效果更好。

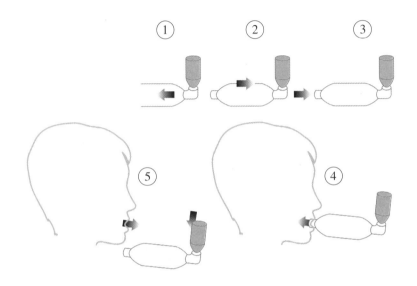

1. 搖晃噴霧型藥品。
2. 將藥品套上「吸入輔助器」。
3. 再次搖晃確定套牢。
4. 就口按下藥品，大口吸入。
5. 噤氣十五～三十秒吐出，再吸一次。
   「吸入輔助器」可以讓噴霧性藥品有足夠的空間，讓患者有效的將藥品吸入肺部。

減敏療法

減敏療法歷經多年及各國統計，的確有效，而且由於要長期注射，所以可以讓醫師清楚的掌握病人體質。

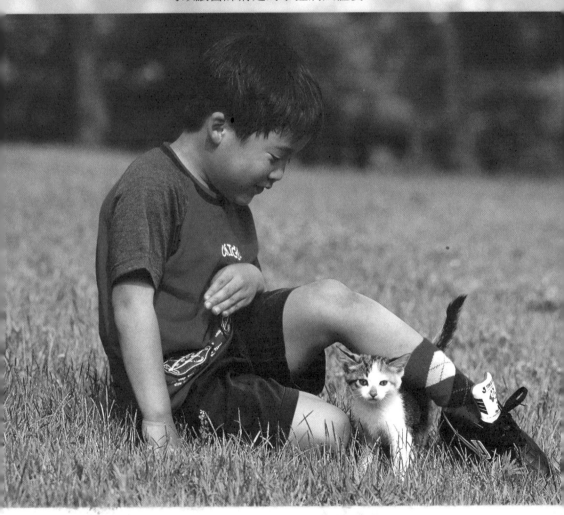

在氣喘的一般治療裡頭，有種治療方式比較特殊，就是「減敏療法」，又稱「免疫治療法」。

它是將已經純化的過敏原，以不同的濃度，逐步的施打，以促使人體對該種過敏原產生耐受性，並減輕再面對該過敏原時所產生的氣喘症狀（類似疫苗接種，但時間及次數要很久。）

它很早就有人使用，已經有八十年歷史了，但實際的體內運作如何，就好像中藥及草藥一樣，至今無人能解。因此，它的使用只侷限在某些受過訓練的免疫過敏專科醫師，過敏原的取得也僅限這些醫師才可以，這是一種「另類療法」！

「減敏療法」，就是將已知的過敏原，如塵蟎、黴菌、花粉等，從低濃度開始，注入人體皮下，視患者平常的症狀表現，逐步增加劑量，一直到患者有療效後，維持該劑量，同時延長施打時間間隔，一直到一、二年都沒有氣喘症狀產生為止。

大部分做「減敏療法」的病人，大約在四、五個月以後，才能感受出療效，但是由於施打的時間實在太漫長，大約須要三、四年，所以絕大多數接受「減敏療法」人都會中途而廢。但是如果能堅持到最後的病人，以大多數醫師的經驗，通常都能減輕症狀到幾乎不發生氣喘。

「減敏療法」給有經驗的醫師施打，可以避免許多不必要的副作用產生，它的副作用包括：①注射處局部紅腫，有時甚至整個手臂都會腫起來。②氣喘或過敏性鼻炎的急遽發作。③過敏性休克。④死亡（極少見）。

由於大部分的副作用是在十五分鐘內發生，所以，在打完過敏原後，醫師會要求患者在院內至少要逗留半小時，經過醫師檢視才可離開，為的就是防止上述副作用的產生。

如果是在回家後才出現症狀，皮膚紅腫可以用冰敷來減輕症狀，輕微咳嗽或鼻子過敏，可以用支氣管擴張劑或減敏噴劑來解除，如果

各式過敏原

許多過敏原存在我們生活周遭，找出並避免過敏原的侵入是避免氣喘發作的不二法門。

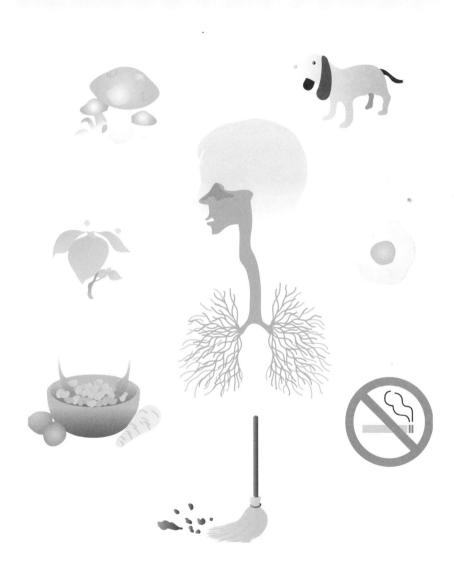

症狀太嚴重就須立刻回原醫院處理，切勿自行解決。

　　而針對國內兒童對打針的畏懼及須固定回到診所留院注射的不便，現在國內已引進一種新的「減敏療法」，那就是「舌下減敏滴劑療法」。

　　它是由原本經由注射的過敏原藥劑，改良成為經口腔內膜吸收的劑型，可以讓患者帶回家自行使用，一天滴一次，劑量逐漸增加，直到最大劑量再持續一段時間，整體治療時大約需要一年左右。

　　它的副作用，根據國外文獻報告，大部分是舌頭麻或嘴唇腫脹及胃腸不適，至於「過敏性休克」或死亡的案例尚無發現，在歐美國家已實施多年，國內已引進。（六～十二歲以上兒童，中、輕度持續型氣喘患者適用。）

　　我們一直認為由於「減敏療法」的實際內在環境的運作為何並不清楚，所以它不是直接施予病童最好的一種氣喘治療方式，但在經過這麼多年的觀察及實證的結果，也不能不承認它的確是比較澈底的一種治療方式。

預防性療法

仔細寫下屬於自己的「氣喘日記」，將有助於自己和醫師更瞭解身體狀況，並能預防氣喘的發生。

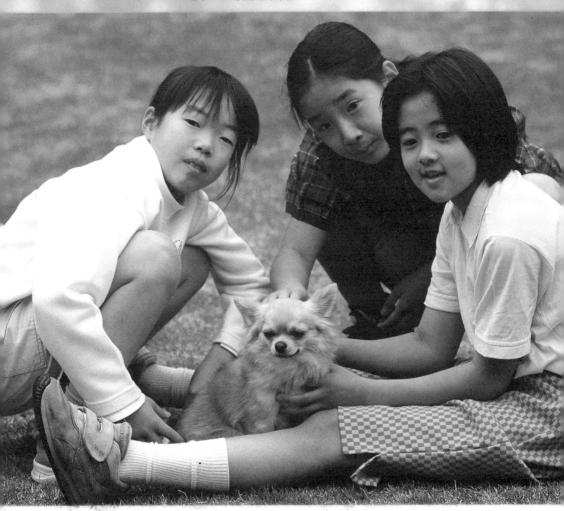

何謂「氣喘日記」？

「氣喘」是氣管因爲慢性發炎而導致阻塞性病變的疾病，阻塞的越厲害，氣喘的程度就越糟糕，所以如果能監測氣管阻塞的程度，那麼就能預知氣喘的狀況，並可以在氣喘發作前，提早服藥，阻止氣喘的發生次數。

「氣喘日記」主要是靠簡易型的肺功能測量工具「呼氣最高流量計」（尖峰氣流速計表）爲主，其餘相關症狀爲輔的記錄小冊子。

日記中除了每日早晚的最大呼氣流速之外，還包括了是否有咳嗽？睡眠品質如何？有無感冒症狀？氣喘是否發作？使用的藥物爲何？有否使用支氣管擴張噴霧劑？是否使用類固醇？林林總總，每日翔實記錄，久而久之，一本小冊子會成爲你重要的就醫參考依據！

許多老病號都會笑稱，這是「做功課」。沒錯，而且還是每日不可忘記的功課，要做一輩子的！

因爲根據世界各地所做的研究報告都指出，如果能定期監測氣喘患者的肺部及服藥狀況，不但能防止氣喘的突然惡化及減少住院率，同時也能逐步減少患者使用的藥物，提高患者的生活品質。

而要達到這個目的，就必須配合「呼氣最高流量計」的幫忙。

它的使用方法很簡單，患者只要吸足氣，然後用力往管子裡吹，吹到沒氣爲主，一共作三次，取其平均值記錄下來。早晚各做一次，一般是以上午七點、下午七點較爲適當。

它的好處是：

①每天早晚記錄，一～三星期之後，將點連成線，就能看出肺活量的平均落在何處，是否正常便一目瞭然。

②以大多數人的平均值作爲依據，看看自己的平均值是否落於安全係數之內？同時可以爲警示：80% ～ 100% 爲綠燈，表示良好；低於 80% 爲黃燈，須要藥物治療或需要再加藥；至於

低於 50% 為紅燈，趕快去找醫生啦！所以用紅綠燈的方式便可以知道大概要吃什麼藥：

—— 低於 75% 到 50% 之間，須要趕快吸支氣管擴張劑或加重類固醇的藥量。這時大部分的患者都已經氣喘發作了。

—— 低於 50% 到 25% 之間，須要以類固醇為主要治療藥品，大部分需一到兩星期的口服類固醇。

—— 低於 25%，這時候應該都已經住院去了，大概也沒心情吹了！

③可以當做誘發試驗的輔助工具，例如：飲食或吸入性過敏原的鑑定。

④可以觀察長期性藥物效果如何？如長效型的茶鹼或吸入性類固醇或長效型副交感神經興奮劑。

對於氣喘兒童而言，父母親應該要學習如何教導氣喘兒使用這支「呼氣最高流量計」，並且鼓勵及監測氣喘兒繼續使用，直到氣喘不再發作為止（其實不太可能）。

至於氣喘日記，當然一開始是父母幫忙寫，但是對於較大的兒童而言，也應該教導他自行測試及記錄，同時應該有副本讓他隨身攜帶，以避免外出時，氣喘突然發作時的窘境。

氣喘日記不但可以幫助你瞭解氣喘目前的嚴重狀況，也能讓你及醫生瞭解治療的成效如何?! 這是很重要、很重要的功課，一定要記得做，而且要一直做下去！

為何要使用尖峰吐氣流量計？

尖峰吐氣流量計可用來測試你的肺可吐出多少的氣，以及吐氣的速度（即順暢與否），氣喘發作時，你肺裡呼吸道逐漸的變窄，因此你吐出來的氣也逐漸減少，且速度變慢，所以尖峰吐氣流量計可以測出在症狀發生前的幾小時或幾天內，你的吐氣即已經開始降低，如果你能在症狀發生前給予治療，你就可以防止氣喘的發作或防止一次嚴重的氣喘發作，所以尖峰吐氣流量計與氣喘病之間的關係，就如血壓計與高血壓症的關係一樣。

尖峰吐氣流量設計的好處

尖峰吐氣流量計可用來幫助你與醫師：

1 決定你的藥物治療計畫是否有效？

2 決定何時該加藥或減藥？

3 決定何時應至急診室？

4 找出氣喘的激發物。

5 更瞭解你的氣喘病。

所有五歲以上且有中度或重度的氣喘病人必需使用尖峰吐氣流量計，有些三歲氣喘的小孩也能使用此流量計，請你的醫師提供或告訴你如何使用尖峰吐氣流量計。

測量尖峰呼氣流速（PEF）之方法

　　測量時採立姿，先行深吸到全肺量，接著是快速、短且極力的呼氣，測量結果和用力程度有關，必須教導患者盡全力去做。理想的尖峰呼氣流速必須每天測兩次，起床後立刻測量，然後是十到十二小時後再測一次，如有使用支氣管擴張，則用藥前後都要測量。如果病情穩定，每天只測量一次時，則應選擇清晨起床後檢測，以便計算 PEF 最佳值之百分率。如果只是偶爾測量，則需測量當天早晚，以便計算當天變異度。

如何使用最大尖峰吐氣流量器？

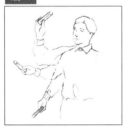

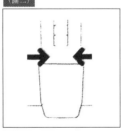

一、請站立（圖一）。

二、將黃色游標以甩溫度計方式，將其歸零（圖二）。

三、盡可能的深吸氣，之後將咬嘴含住（圖三）。

　　※注意：在含住咬嘴時不可讓舌頭頂到咬嘴。

四、盡可能的以最快的速度把氣吹出，之後記錄游標所指的數字。

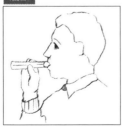

五、重複一至四步驟三次，取吹的最好的一次記錄，並在記錄簿上劃下曲線圖。

六、每天應早晚各測量一次，使用後以清水將測量器清洗乾淨並晾乾。

氣喘日記卡

※請每日記錄此表格，並於就醫時交給醫師參考。

※本表不敷使用，請自行影印代替。

氣喘日記卡是依照患者每日的情況來做記錄，包括是否使用藥物？有無感冒症狀是否嚴重？有無按時使用持續性藥品？是否有急性發作？是何原因誘發等等？

姓名：_____   病歷號碼：_____

月／日		／	／	／	／	／
吃藥請打勾（√）	早					
	晚					
1.昨晚 　睡眠品質極佳　　　　　0 　睡眠狀況好但有輕微哮喘　1 　因哮喘／咳嗽而醒來二～三次 2 　睡眠極差，大部分時間醒著　3						
2.今天（請評估下列各症狀－沒 　有症狀 0，輕微症狀 1，中等 　症狀 2，嚴重症狀 3） 　a.咳嗽 　b.哮喘 　c.鼻塞／流鼻水 　d.痰 　e.感冒 　f.發燒						
今天發作次數（次） 平均持續時間（分鐘／次）						
使用類固醇噴霧劑次數 （一天共噴幾下？）						
發作的可能誘因						
使用支氣管擴張劑噴霧數 （一天共噴幾下？）						
評語（記錄不尋常狀況）						

氣喘病人處理原則（紅、黃、綠燈）

紅區：趕緊就醫

☐ 這是緊急狀況馬上送醫

☐ 保持鎮定，恐慌會使病情惡化

☐ 你的最高流速在 ＿＿＿＿＿＿（50%）以下

☐ 你可能一直咳嗽，呼吸非常困難，頭部及肋間有強烈緊迫行動
　　及說話困難、嘴唇或指甲呈現紫色、費力呼吸

首先，使用此藥物：＿＿＿＿＿＿＿＿＿＿＿＿＿＿＿＿＿

藥物名稱＿＿＿＿＿＿＿劑量＿＿＿＿用法＿＿＿＿＿＿＿

如果氣喘仍未改善且持續惡化，叫急救車，馬上送醫，並持續噴
支氣管擴張劑，並讓醫生知道是嚴重氣喘發作

黃區：注意

☐ 這裡不應該在每天中呈現

☐ 你的最高流速範圍＿＿＿＿＿＿（50～80%）

☐ 你可能咳嗽、哮鳴、呼吸短促、胸口發悶，這些症狀讓你無法
　　做平常活動及睡眠不好。

首先，使用此藥物：＿＿＿＿＿＿＿＿＿＿＿＿＿＿＿＿＿

藥物名稱＿＿＿＿＿＿＿劑量＿＿＿＿用法＿＿＿＿＿＿＿

如果在三～五分鐘後，你覺得有比較好及最高流速保持在
（50～80%）以下，請趕緊依紅區治療計畫進行

記得讓你的醫師知道如果你常在黃區內，可能你的綠區藥物要調
整

綠區：良好狀況

□這是你每天需保持的最佳狀況

□最高流速範圍＿＿＿＿＿（80～100%）

□你通常無症狀出現，你會擁有正常睡眠及從事平常活動

□醫師將會建議維持以下步驟：

首先，使用此藥物：＿＿＿＿＿＿＿＿＿＿＿＿＿＿＿＿

藥物名稱＿＿＿＿＿＿＿劑量＿＿＿＿用法＿＿＿＿＿＿＿

繼續保持你的氣喘控制計畫，避免接觸可能引起你氣喘的原因

當你的氣喘轉壞時，如果你的最高流速低於你的最佳狀況，但在

範圍裡，你就應該開始使用：

1.＿＿＿＿2.＿＿＿＿3.＿＿＿＿4.＿＿＿＿，並且去找你的醫師。

□如果你的氣喘現象一直很惡劣，趕緊尋求幫助。

□當你有嚴重氣喘發作時，這些徵兆是具有潛在性發作危機：

　　你以前曾經有過嚴重氣喘發作

　　氣喘發作是非常快速且突然的

　　當你在休息或講話就呼吸困難

　　即使在使用支氣管擴張劑後最高流速仍低於＿＿＿＿＿（50%）

□你應該採取下列行動：保持鎮靜，叫救護車

噴支氣管擴張劑，每隔三～五分鐘持續使用，直到急診，並向醫

師表明是嚴重氣喘發作

紅黃綠燈是由醫師和病患溝通後，將容易注意到的症狀或情況解
釋給病人瞭解，並將藥品品項及用法記錄，如果出現問題時可以
尋求協助的方法。

運動型氣喘

運動型氣喘不容易診斷，須細心觀察。

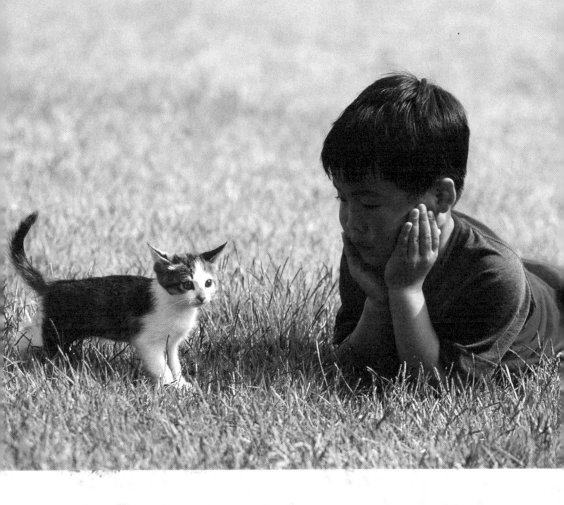

有一種氣喘型態比較特殊，經常會被醫師所疏忽，由於它通常只發生在劇烈運動之後，而且會自行消失，因此病童或家長也會誤以為只是運動過度罷了。

所以，這節就要特別來介紹一下「運動型氣喘」！

顧名思義，這種氣喘是由於運動所誘發，在一定程度的運動量之後，大約休息十分鐘到半小時之間，病童會突然感到胸悶，繼而出現劇烈的咳嗽，呼吸喘鳴聲和氣喘發作時一模一樣，但是如果你不理它，它自己也會在半小時左右恢復正常呼吸，而如果此時又去運動，可能會再度發生，但症狀會比較輕微，甚至喘一下就過去了，所以，經常被誤以為「喝水嗆到」或「胸口鬱傷」。

事實上，這是運動型氣喘的不反應期，牽涉極為複雜的免疫反應，細節我們就不做介紹，但是比較有趣的是「運動型氣喘」和「吸入誘發型氣喘」的「晚期發作型態」有所不同，前者可自行緩解，同時症狀較為輕微，後者的症狀較為嚴重，經常須要藥物協助，其中的原因及差異為何？目前未知。

不過，我們可以確認的是，「運動型氣喘」的嚴重程度和運動量的大小及時間長短有著密切的關係，而且和運動環境中的空氣品質關係更是密切。

「乾冷的空氣比濕熱的空氣容易誘發，空氣污染的環境比空氣清新的環境容易誘發，過敏原濃度高的環境比濃度低的環境容易誘發。」

經過長時間的研究，科學家認為由於運動後，氣管內徑中的組織會有一連串的適應過程，而導致氣管的滲透壓，血液內含物及酸鹼度等等會有劇烈的變化，如果此時病人帶有氣喘的「病根」，很容易於「內在調整期」當中，誘發氣喘反應一連串的發生，但為什麼又會自行緩解，其原因目前未明。

「運動型氣喘」如何預防及治療？由於這種氣喘型態須要醫師仔細的觀察和詢問才能確定，如果有所懷疑的話，那麼最簡單的方式，就是在每次劇烈運動之前，先做熱身運動，同時吸入「乙型支氣管擴張劑」，就可以防止「運動型氣喘」的發作啦！

有人可能會質疑，有氣喘的兒童，醫師通常會鼓勵多做運動，那麼如果就合併有「運動型氣喘」，那豈不是互相矛盾？

其實，如果合併有類似的現象，慎選運動型式或做一次「運動誘發性試驗」來確定自己所可承受的運動量，同時配合暖身及藥品的預防性使用，便可進行持續性運動，在一段時間後，這些困擾的現象會逐一緩除。

當然啦，避免在乾冷、空曠風大，有空氣污染或過敏濃度高的環境下運動，也是其中必須注意的事項。

運動型氣喘發作圖

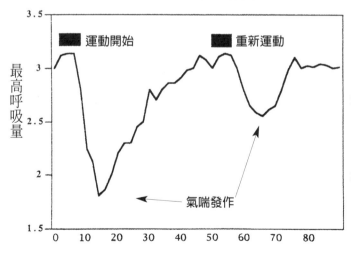

1. 當運動開始的十幾分鐘就可以誘發氣喘的發作。
2. 經過休息後 1-2 小時也可能誘發第二次的氣喘發作。
3. 目前仍未知這樣的發作原因為何。

氣喘兒於運動前之預備動作順序

① 運動前先熱身至少二十分鐘。

② 事先吸入乙型支氣管擴張劑或 Intal 5（肥大細胞穩定劑）。

③ 選擇適合自己的運動，切忌強行運動。

④ 氣喘於運動中發作時，立刻吸入支氣管擴張劑二次。

⑤ 運動後三十分鐘內，氣喘發作的話，支氣管擴張劑再吸入一次。

⑥ 吸入支氣管擴張劑後，不能改善，立刻送醫。

各種運動強度表

接觸／衝撞

拳擊、曲棍球、球、冰上曲棍球、網球、武術、馴馬、足球、摔跤

限制性接觸／撞擊

棒球、藍球、賽車、田賽、跳高、撐竿跳、體操、馬術、溜冰、冰鞋、滑輪、滑雪、越野滑雪、高山滑雪、水上活動、壘球、壁球、排球

非接觸／爆發力

有氧舞蹈、划艇、擊劍、田徑賽、鐵餅、標槍、鉛球、賽跑、游泳、網球、舉重

非接觸／有限制的爆發力

羽毛球、冰上溜石遊戲、乒乓球

非接觸／不具爆發力

射箭、高爾夫足球、泛舟

資料來源：由美國運動作家協會提供參考運動競賽的建議。

氣喘兒運動注意事項

1. 家長應與體育老師溝通，在孩童有呼吸不順或合併咳嗽時須停止活動，不要誤會其偷懶而不想上體育課，以免發生遺憾。

2. 運動前須做十五分鐘之暖身或伸展運動，可使不穩定氣喘孩童在往後三個小時內從事運動時，較不易誘發氣喘症狀。

3. 選擇適合氣喘學童的運動種類，原則上以能間歇性休息的運動為佳，游泳為第一選擇，其他如，排球、羽毛球、體操等，找出適合自己的運動。

4. 選擇適合運動的場所，要避免有塵土飛揚的室外環境，或在又乾又冷的空氣環境下做運動。

5. 預防性藥物的給予，可在運動前數分鐘吸入短效型支氣管擴張劑，或 sodium cromoglycate（咽達永樂，Intal-5）兩下，嚴重者兩者也可合併使用，可維持二至四小時；亦可在運動前三十至六十分鐘使用吸入型長效支氣管擴張劑，可維持九小時以上。

6. 萬一運動中發作，應立即停止運動，馬上給予吸入劑型短效支氣管擴劑二到四下，需要時可十五至二十分鐘一次，共三次。保健室應常備吸入劑型短效支氣管擴張劑。

7. 若孩童常有運動誘發型氣喘應就診，由醫師指示是否應調整藥物治療計畫。

過敏原的意義及檢測方法

任何一種東西都可能成爲過敏原，端視個人體質而定。

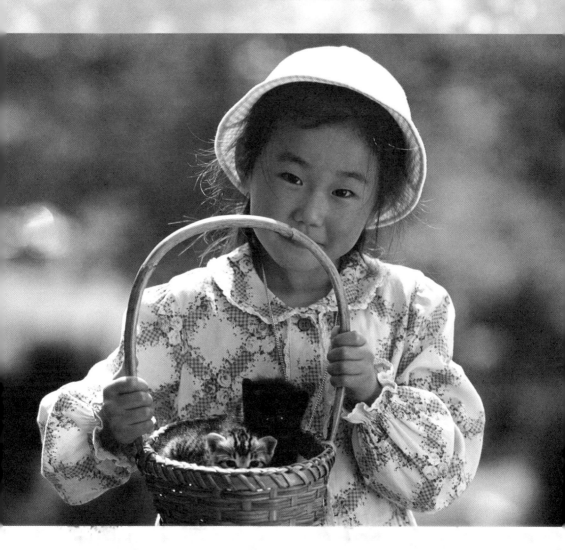

誠如眾所周知，造成氣喘的原因甚多，但是過敏原的刺激是其中主要的原因，因此對過敏原的瞭解便成為更重要的課題。

過敏原主要分成**吸入型、接觸型、食入型及注射型**等四大類，人類的免疫系統在接觸到過敏原後，便會產生一連串的清除工作，直到清除完成。如果這個過程產生了缺陷，便會造成「過敏反應」！而隨著每個人的體質不同，反應不同，便有各式各樣的過敏現象呈現出來。所以認識各種過敏原，同時嘗試去除或避免接觸到這些過敏原，在氣喘兒的生活上是很重要的工作。

首先談到的是——

①**吸入型過敏原：**

這是主要的過敏原，在臺灣，最具代具性的「塵蟎」占了九成的原因，其次是蟑螂，約占 1/3 左右，再其次是舊棉絮、黴菌和寵物皮屑，至於花草、樹木、花粉在臺灣則相當罕見。

②**接觸型過敏原：**

主要是金屬、化妝品、藥品，林林總總，隨個人體質不同，目前無統計結果。

③**食入型過敏原：**

最具代表性的是「花生」及「硬殼類海鮮」，其他如退燒藥、抗生素、巧克力、牛奶、蛋白質皆因人而異。

④**注射型過敏原：**

以藥品針劑為主。

在接觸到這些過敏原後，人體的反應從輕微的噴涕到嚴重致死都可能發生。所以認識自己可能會過敏的物質，同時學習避免去接觸到這些過敏原是很重要的。

而要如何能得知對哪些過敏原會有反應呢？除了個人經驗之外，還有其他的辦法，這些方法倒蠻進步的，如下：

①**皮膚壓跡試驗**：是將各種已知的過敏原劃在皮膚上，再觀察其反應。

②**皮膚挑起試驗**：將過敏原注射入挑起之皮膚內，觀察其反應。

③**抽血檢驗**：目前在臺灣有多套系統，都只須抽一次血，便可以檢測過敏原是否反應，目前各大醫院都採用此種檢測方式。

各種過敏原可以誘發氣喘、吸入型、食入型、接觸型。

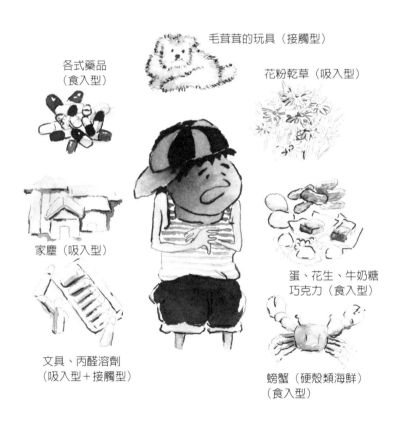

各式藥品
（食入型）

毛茸茸的玩具（接觸型）

花粉乾草（吸入型）

家塵（吸入型）

蛋、花生、牛奶糖
巧克力（食入型）

文具、丙醛溶劑
（吸入型＋接觸型）

螃蟹（硬殼類海鮮）
（食入型）

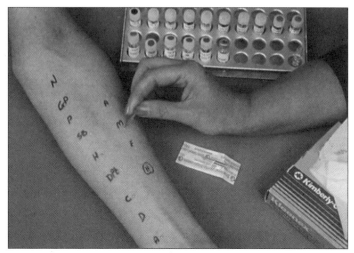

過敏原皮膚挑起試驗圖

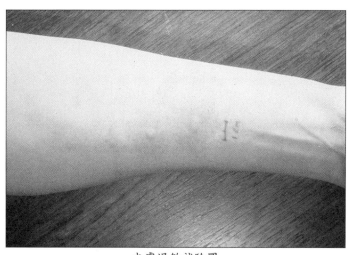

皮膚過敏試驗圖

　　醫師將過敏原以皮膚挑起法注入或直接壓跡法壓入皮膚內，有過敏反應的
患者會於不同過敏原的位置產生浮腫的現象，醫師再以浮腫範圍的大小來
判斷過敏原為何及身體對這種過敏原反應強弱，藉此決定是否須要避免或
治癒。

如何避免或控制氣喘
發病的誘因

教導病童學習及瞭解過敏原在哪裡，進而避開它是很重要的。

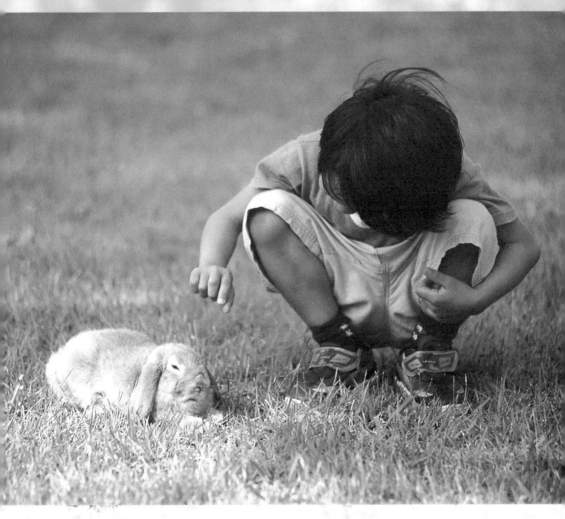

我們目前已經知道許多因素都可以誘發氣喘，因此教導病童及家長學習如何改善生活型態及環境習慣等，以減少接觸過敏原或其他致病因子，是防止氣喘發作及治療中重要的一環。

因此，今日我們將就如何控制過敏原的接觸及減少非過敏原因素干擾討論如下：

1.過敏原的控制

家塵：為什麼強調「家塵」，因為室內過敏原中，如塵蟎、皮屑等都存在家室中的灰塵內，和屋外的灰塵內含物不同，所以它是主要的過敏原，而其中的「塵蟎」成分是主要致過敏因子，塵蟎大約 0.7 ～ 0.5 公釐，是以人或動物脫落的皮屑、指甲、毛髮為主食，喜好生長於床單、枕頭、地毯、窗簾、衣服、有毛的玩具之中。在攝氏 25 度、濕度 80% 時生長最好，所以梅雨季過後，也是塵蟎大量繁殖的快樂三月，一直到夏末秋初達到頂點，這時也是氣喘病人發病的高峰期，所以絕不可忽視。

由於客廳及臥室是人們活動最多的地方，也是塵蟎生長的場所，所以仔細地清理這些地方是有必要的，其方法如下：

①將所有的床具都裝入防塵蟎套之中（這是一種特殊材質製成的套子，很貴哦，不過的確可以有效地防止蟎及塵的落入），或每星期以熱水（＞ 55°C）清洗床罩一次；再將其放入冷凍庫中冰凍五分鐘，即可有效殺死塵蟎。

②避免使用毛毯或其他厚重料子製成的寢具，如有，要常清洗。

③地毯拿掉。

④窗簾必須能清洗，而且要常清洗，最好是改用百葉窗。

⑤傢俱儘量減少，以清爽簡單為主，木、皮革製品為主。

⑥如果有儲藏間，不要讓病童進入，記得內部要經常清理，門要關緊，以免灰塵外洩。

過敏疾病與年齡間的關係

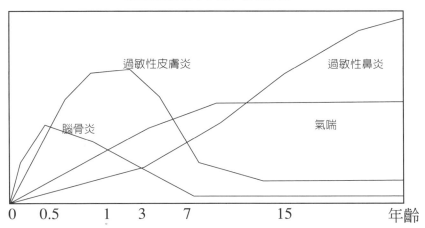

過敏性鼻炎會隨著年紀愈大，罹患的人口就愈多，而過敏性腸胃炎及異位性皮膚炎大約在七歲以後就很少人會再發作，氣喘則是所有年齡都有可能發作。

　　⑦冷氣的濾網及出風口也要經常清洗。

　　草蓆、棉絮、羽毛：榻榻米或草蓆很容易提供塵蟎生長的空隙，稻草也會致敏，所以應該避免使用；寢具可改用化學合成纖維製品，避免使用羽毛或棉絮製品，以免致敏。

　　狗、貓、鳥類寵物：室內不要養寵物，尤其在公寓內，其動物皮屑或排泄物很容易致敏。

　　黴菌：要維持濕度在 50% ～ 65% 以抑制黴菌的繁殖，在梅雨季中更是要打開除濕機或使用空氣清淨機，以避免黴菌的滋長，記得更換濾網，不然更糟糕！

　　蟑螂：蟑螂真的無所不在，它也是重要的致敏原，所以仔細的清理廚具及家具的背後，以避免蟑螂的滋生是很重要的。

　　食物：避免吃花生及海鮮製品，尤其是蝦、蟹等。

　　藥品：不要亂吃藥，如果有過敏現象，一定要查出，以避免下次反應更厲害。

氣喘病因

許多因素都會造成氣喘發作，而愈多因素同時發生，就愈容易誘發氣喘。

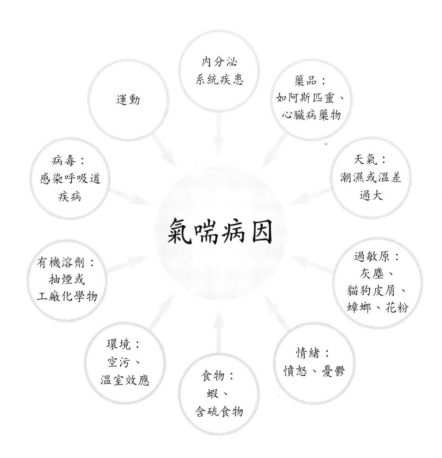

除了上述各種方法之外，如果可以合併空氣清淨機、冷暖氣機、除濕機等裝置，以維持空氣的潔淨及溫度的穩定就更好了（溫度設定在 24˚C ～ 28˚C，濕度設定在 50 ～ 60%）而空氣清淨機是人在的時候使用，除濕機是人不在的時候使用。

2.非過敏原的避免

①儘量少感冒，少出入公共場合，手部要用肥皂洗乾淨。

②天氣變化大時，要注意保暖，出門要戴上口罩避免過度刺激，夏季不要吃冰冷的食品，儘量避免頻繁進出冷氣房。

③空氣污染指標太高時，儘量避免出門。

④拒吸二手煙，避免接觸有刺激性的味道（如油漆或香水）。

⑤避免在油煙太大的廚房。

⑥何種運動較適合氣喘兒童須詢問醫師，因為隨著年齡的變化，對於運動強度的耐性人人不同。在劇烈運動前需先使用止喘藥物，以避免突然氣喘發作。

⑦學會控制情緒，避免過度起伏。

所以瞭解這些過敏原、非過敏原的地方，努力去避免接觸及發生，「小心保護自己的氣管，可以使 70% 的氣喘得以不再發生！」

3.運動試驗

用跑步機運動六分鐘，使心跳達一般極限心率之 90% 。在運動後五～十五分鐘，若 FEVl 下降 15% 或 PEF 下降 20% ，且可在吸入支氣管擴張劑後回復者即屬運動引發性氣喘。下列病人不宜進行此試驗：有心臟病或高血壓，或 FEVl < 70% 預估值，以及氣喘發作期，及體弱和行動不便者。

註：極限心率是 220 減去年齡

氣喘兒旅遊前注意事項

規劃行程前，需考慮旅遊地區的交通方便與否，以及當地的醫療設施狀況，並避免花粉季節到花粉多的地區旅行，天氣變化過大的地區也應避免。當小朋友要外出旅遊時，先請教醫師：

1. 小朋友氣喘否已控制住了。
2. 萬一急性發作時自己或家屬要如何處理（帶幾瓶氣管擴張劑及預備藥品）？
3. 請醫生寫個病歷摘要，詳述病童氣喘狀態（載明診斷及用藥種類和劑量）。
4. 目前使用之藥物，發作時要如何處理（急性發作先服藥後送醫）？

   只要記住這些事項就可以放心出門，另外，要入宿前，父母先進去整理並打開所有窗子，先讓過敏原流出室外，後約二十分鐘後病童再進去，當可減少過敏的發作。
5. 儘量避免上到二千五百公尺以上高山，以免發生高山症。

讓氣喘兒快樂上學的建議

1. 先教育小朋友，若在學校有任何不舒服，要跟老師報告，由校護決定是否送醫及通知家長。
2. 氣喘日記應隨身攜帶，如此，任何醫師皆可立刻瞭解。
3. 隨身攜帶吸入型支氣管擴張劑，但應教導小朋友勿隨意取出玩耍，以免造成自卑或導致藥品流失。
4. 父母應拜訪導師及體育老師，告知小朋友的氣喘狀況，並留下緊急連絡方式，如須要打掃環境，應要求小朋友帶上口罩，並於打掃工作結束後立即擦拭頭部及臉部。
5. 鼓勵小朋友參加正常的運動及社團活動，請老師告訴其他小朋友，氣喘不會傳染，不用害怕與氣喘兒交朋友。

生活的叮嚀

好好的照顧、好好的溝通、好好的吃藥，
可以讓氣喘消失無蹤。

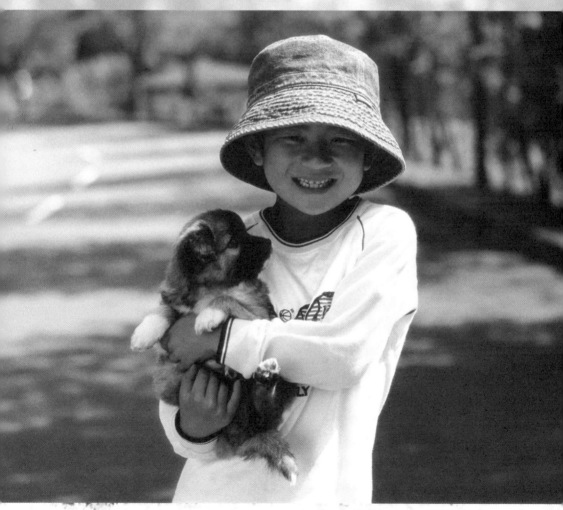

這是可以自我控制的毛病

很多氣喘兒的家長，對於附近大小醫院的醫師，幾乎是瞭若指掌，可以如數家珍般，評估每個醫師的能力、態度及用藥習慣，但是對於自己孩子氣喘的狀態卻一無所知，因為「看病是醫師的責任」，於是一家一家的逛下去，病卻永遠好不了。

其實，氣喘的控制不單是醫師的責任，也是父母及病童的責任，如果可以在家裡好好的處理及控制，有些氣喘狀況甚至不用看醫生！

家庭環境的重要性

氣喘和環境的關係十分密切，舉凡許多的過敏原及感染源都來自家庭環境，所以家中如果有氣喘兒，家庭環境一定要整理乾淨，所以必須做到——

①去除塵蟎的藏身處：有灰塵的地方就可能有塵蟎，去掉地毯、厚重窗簾，會有意想不到的效果。

②保持乾淨的空氣：隨時清掃，用吸塵器將紗窗、屋角、天花板吸乾淨，冷氣的濾網及出風口也要清理乾淨，最好是有一台除濕機，再加一台空氣清淨機，效果會更好。

③防蟎枕套：目前已經確定使用防蟎枕套，可以降低病童夜咳的情況，但是由於價格太高，負擔不起的家庭可以選擇非棉製品的床單、被套，並勤加清洗，也可達到一定的效果。

若已確定為過敏性氣喘，必須先由改善環境著手減少氣喘發作。

①有時周遭的大環境，如花粉、黴菌、空氣污染等可能誘發非常嚴重的症狀。這種情況下只有考慮是否搬家。必須強調的是搬到另一個環境可能對病人確有好處。

②室內家具，如沙發、地毯等，均可能含有大量的蟎過敏原。吸塵器只能將灰塵及蟎的糞便吸除而無法將蟎除掉。因此吸塵器

中的集塵袋必須密封。雖然清理室內環境並無法將蟎清除掉，卻是絕對必要的。建議儘量使用原木或塑膠家具。

③病人應避免逗留在廚房中。家庭中成員應避免抽煙及使用噴霧劑等。

④若有對寵物過敏，應避免將寵物飼養在室內。

⑤床墊建議使用海綿墊。床墊及枕頭必須用有拉鏈的套子密封。枕頭最好用合成多元脂（polyester）枕頭，這樣可以每月清洗一次。

避免食用會引發過敏的食物

冰冷的食品，如冰淇淋、冰汽水最容易引起氣喘，夏天所發作的氣喘和此有密不可分的關係，所以「禁止吃冰」的標誌一定要貼在家長和病童的心中！如果實在忍不住，也只能淺嚐即止。

其次，蛋、花生、巧克力、牛奶糖、海鮮也是禍首之一，應該要少吃為妙。有些特殊體質的病童甚至會一命嗚呼，所以一旦確定對某些食品過敏時，一定要禁口，千萬不要以為多吃幾次就會產生耐受性，不要拿命開玩笑！

如果想要知道到底對哪些食品過敏，

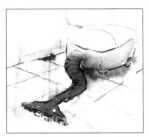
經常使用吸塵器來保持清潔的空氣。

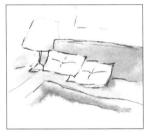
常換床單以避免「揚塵」的現象。

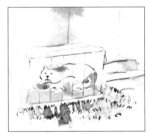
過敏兒家中避免飼養寵物。

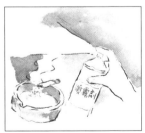
不要在室內吸煙或使用揮發性氣體。

可以輪流每次只吃單樣食品來做試驗，一旦有症狀，從此絕緣，或者是抽血來試驗，只是意義不大，因為有時和食品的攝取量有關。

一旦發現出現蕁麻疹或過敏性濕疹，又合併氣喘發作，就可以考慮是否和飲食有關，這個問題可以問醫生！

努力鍛鍊身體

許多的氣喘發作和上呼吸道感染（感冒）有關，而身體是否健康，則是抵抗力高低的關鍵，所以要鍛鍊身體！要鍛鍊就要運動，但並不是每一種運動都適合，通常以游泳為主。但不論是何種運動，持續的進行才是最重要的，而父母的讚美及醫師的肯定，才是使小孩願意持之以恆的祕訣，至於是否可以從事較劇烈的運動，醫師可以從身體狀況和呼氣流量表來做判定和建議。

衣著的選擇

有人說：「有六月天，無六月囝。」就是說就算是夏天，小孩也不可以少穿一件衣服，以免感冒了，這個觀念非常錯誤！尤其是做祖母的，總不免抱怨年輕人不懂事，不自覺的就幫小孩添衣。

其實，皮膚也須要呼吸，天氣熱穿一件就已經熱的受不了，更何況小孩?！況且許多感冒的症狀，事實上是在穿脫頻繁下所誘發產生，跟小孩的抵抗力一點關係都沒有，又何必去責備年輕父母「少穿一件」呢？

小孩的衣著應該選擇不容易沾黏灰塵、透氣、涼爽、能適度保溫為主，毛茸茸的外表是最忌諱的，動物皮毛製品也是能免則免。

有句話奉勸家長：「夏天時，小孩比你少一件，冬天時，比你多一件。」這樣的穿法大概就不會差太多啦。

乾布摩擦和洗冷水

　　老祖宗都知道一個容易生病的小孩，除了要吃的好，睡得覺，還得一早起來運動後，再用乾毛巾努力擦拭身體直到通紅為止，再去洗個冷水澡，保證百病不侵，百疾不擾。

　　其實，這些方法都是為了刺激血液循環，血液循環暢通、營養及廢物的代謝順暢，人體的免疫力自然提升，只是大部分的小孩都會抗拒，那怎麼辦呢？

乾布擦拭的方法

· 依手、腳、胸、腹、背的順序，用毛巾擦拭到皮膚發紅的程度，要從末梢往心臟方向擦，依序重複三～四次。
· 如此可以使末稍血液逐漸集中於內臟再釋放到周邊，反覆循環，可令全身舒暢。

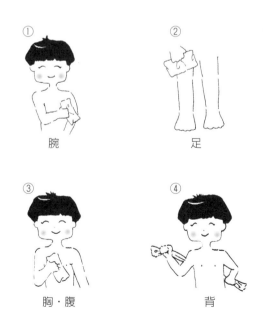

　　① 腕　　　② 足

　　③ 胸·腹　　④ 背

當然，首先要早起，要早起就得早睡。早起後的運動可以選擇晨泳、慢跑或做體操，流了一身汗，就得擦汗，大人用力的擦，最好是邊玩邊擦，擦完後，先用溫水洗，再逐漸降低水溫，當然，如果連大人都不願意，那就不要勉強小孩啦！

排痰訓練

容易氣喘的病人，會有痰液在支氣管堆積，使得症狀在經過治療之後，仍會有喘息的現象，因此平常養成排痰的習慣，可以讓胸悶或慢性咳嗽的現象改善。

氣喘兒的居家照顧，主要是以提高平常的抵抗力及避免過敏的刺激為主，親子之間的互動愈好，所做的功效就愈大，想要不吃藥能醫好氣喘嗎？那就做好「居家照顧」吧！

排痰的方法

基本上是要使痰從所有的支氣管排出，利用地心引力和手心與手指的振動，使痰能夠集中到支氣管中，最後以趴下的方式⑧將痰集中，如果感到集中好了，就大力咳一下，把痰堆高，再咳一下讓痰排出。

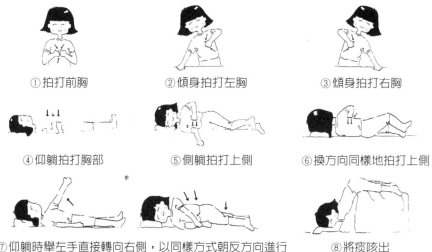

①拍打前胸　　②傾身拍打左胸　　③傾身拍打右胸

④仰躺拍打胸部　　⑤側躺拍打上側　　⑥換方向同樣地拍打上側

⑦仰躺時舉左手直接轉向右側，以同樣方式朝反方向進行　　⑧將痰咳出

氣喘兒的保健運動

1. **溫水游泳**：溫水泳池是最好的選擇，但須注意泳池的通風是否足夠，不然，消毒水的產生的氯甲烷，也是誘發氣喘的主因。
2. **體操**：早晨的朝陽及黃昏的夕陽對人體是最好的陽光，配合柔和體操連續三十分鐘，對肝、脾、肺、腎都有很好的保健效果。
3. **慢跑和快走**：慢跑可以增強心肺功能，但慢跑前後先做二十分鐘的熱身操，跑前要喝水，跑後要立刻擦乾身體；快走則是較好的選擇，但姿勢要正確，以免傷及肌腱。
4. **瑜伽及氣功**：這都是很好的柔和運動，如果能持之以恆，才能產生保健的效果，但一定要有名師指導，以免造成傷害。
5. **按摩及乾刷身體**：身心放鬆絕對是好事，但環境很重要。

那些情況不宜運動

1. 乾冷的戶外。
2. 空氣污染指數偏高時（如沙塵暴警報）。
3. 剛修剪過的草地、或戶外花粉量明顯偏高時（如農地收成）。
4. 灰塵過多的體育館內（尤其不要進入器械貯藏室內）。
5. 身旁有強烈香水味的同伴（瑜伽教室內最常見）。
6. 感冒初癒或氣喘剛發作過。
7. 過度疲勞或通宵未眠或剛吵完架。

如何降低氣喘的發生率

1. 治療應依據 GINA 的治療準則，如此不管何種氣喘患者都可以有完整而妥善的治療。

2. 找出經濟及環境上致病因子，如此可以減少過敏疾病的發生。

3. 加強健康管理的概念，利用不同管道教育患者及父母親有關氣喘的正確觀念。

4. 鼓勵公共場所及密閉空間禁煙的公共政策，同時強調包括室內外污染性環境因子對氣喘的影響。

其他過敏性疾病

各種過敏性疾病都和氣喘有關，
避免這些疾病的發生，就可以避免氣喘的發作。

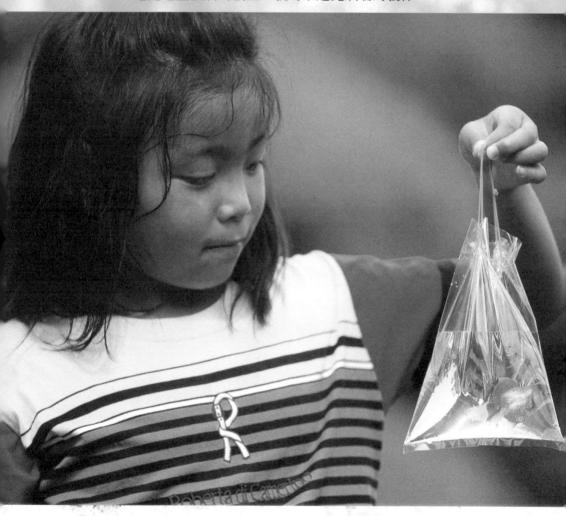

過敏性鼻炎

過敏性鼻炎的罹患人數目前已超過 1/2 的人口，是最常見的過敏性疾病。

其症狀是，它會有打噴涕、流鼻水、鼻塞、鼻子癢、眼睛偶爾會因為鼻淚管阻塞而溢淚，耳朵會因為耳咽管阻塞而有耳鳴的現象。

由於長期鼻子不通，因此患者會有頭暈、疲倦、精神不集中、脾氣暴躁的表現，嚴重一點甚至會失眠。

好發季節屬於氣候變化巨大時期，如三月、十月，但由於冷氣的發明，現在一年四季都會有明顯的病情發生。

因為一旦鼻塞後，經常會有鼻涕倒流或鼻竇炎的情況發生，所以往往會合併久咳不癒、咳嗽有痰，嚴重一點甚至會咳到吐！因此經常會以為「怎麼那麼容易感冒？」而誤以為身罹重病，到處求醫，其實只要針對此症治療，很快所有症狀均會清除。

過敏性鼻炎的發生和過敏體質有關，這是不容置疑的，但事實上，仍有許多沒有過敏體質，但仍會有類似過敏性鼻炎現象發生的情形，如運動血管性鼻炎或細菌性鼻炎。

此外，喜歡亂挖鼻孔的小孩，也會有類似的現象發生。

過敏性鼻炎的治療，著重以鼻子局部治療為主，抗組織胺及血管收縮劑是最常使用的藥品，但長期使用後會使效果減弱。

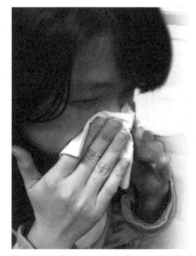

「過敏性鼻炎」的治療，以保持鼻腔清潔為主，消炎反應為輔，擦鼻涕的時候記得嘴巴要張開，不然內在壓力會將細菌或病毒壓迫入中耳或鼻竇引起發炎。

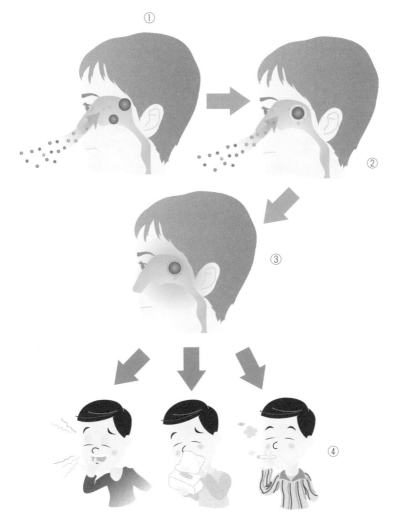

1. 「吸入型過敏原」，如花粉、塵蟎吸入鼻腔後被黏膜吸收，由肥大細胞上的 IgE 抗體接收。
2. 再度吸入過敏原，「致敏反應」於是啟動來排除過敏原。
3. 肥大細胞釋出大量致敏化學物質，引發鼻腔附近的血管怒張及神經反應加速。
4. 於是產生咳嗽、流鼻水、打噴涕、鼻塞的症狀。

    「過敏性鼻炎」的患者占全人口的 1/2，症狀治療很容易防止，但却會反覆發作，要斷根更是天方夜譚，只能靠患者平時自我保養才是上策。

目前治療方向，大部分是以肥大細胞抑制劑及局部類固醇噴劑爲主，這兩樣藥品都很安全，長期使用下來也沒見到什麼副作用，但仍須要醫師處方。

除了局部治療之外，如果合併有氣喘或是其他過敏性疾病，則應該一併處理，此時可能須合併服用抗組織胺劑或肥大細胞穩定劑。

如果有合併細菌性感染或鼻竇炎，則十天的抗生素治療是必須的，必要時須連續服用至一個月。如果不能澈底治療鼻竇炎，那麼過敏性鼻炎反覆發作是可以預見的。

過敏性結膜炎

過敏性結膜炎是一種徵象，它不會是單一發生的疾病，通常會合併其他過敏免疫性疾病的存在。

過敏性結膜炎會有以下的現象：眼睛紅腫、眼睛癢、有灼熱感、溢淚、早上起來多眼屎等等。眼皮會因爲長期搔癢而浮腫，眼瞼也會因而變黃，下眼皮處會有黑色素沈積而形成「黑眼圈」。

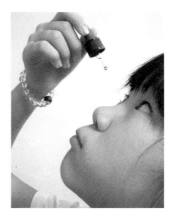

過敏性結膜炎患者，經常購買點眼液自行點入，此舉容易導致青光眼，不可不慎。

如果放任過敏性結膜炎不管，也不查出導致過敏性結膜炎背後的病因，有些不幸的人可能會因此而失明。

舉凡合併有過敏性鼻炎、氣喘、異位性濕疹的人，通常都會有過敏性結膜炎。此外，有免疫性疾病導致淚管阻塞或淚腺失靈的病人也會有此症，至於由於病毒感染後，長出眼翳或有睫毛倒插，麥粒腫的病人也會有此症。

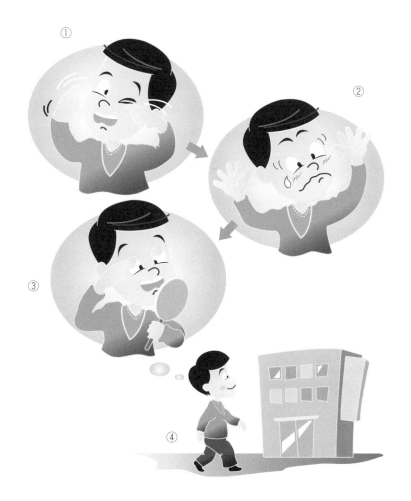

1. 早上起來眼睛會乾澀、紅腫。
2. 看到陽光後會很癢流眼淚。
3. 掀開下眼皮,可以發現眼皮紅腫。
4. 情況太厲害,應就醫治療。

　　「過敏性結膜炎」的症狀以上午最明顯,通常會合併過敏性鼻炎或氣喘的發生,治療應配合醫囑,切勿自行購買點眼液治療。

在眼科醫師或過敏免疫科醫師確定有過敏性結膜炎之際，查出「背後的兇手」是必要的，不除去該因素，過敏性結膜炎只會反覆發作。

過敏性結膜炎當然也會因為過敏原的侵入或刺激而產生，甚至會誘發氣喘發作，所以經常清洗臉部及頭髮是必要的。

過敏性結膜炎的治療大都是局部治療，人工淚水、肥大細胞抑制劑點眼液、含止癢成分及類固醇的點眼液等等都是經常使用或合併使用的藥品，但這些都是醫師處方藥，最好不要自行購買，否則，因為不當使用而致角膜潰爛或長期青光眼而導致的失明案例，已經是不勝枚舉，希望你不是下一個受害者！

過敏性結膜炎可以是急性發作，也可能會轉成慢性發炎，但不論是何種狀況，遵從醫生指示服藥或點眼藥，才是根本之道。

異位性濕疹與蕁麻疹

異位性濕疹是病人和醫師都最氣餒的病，因為不管你怎麼努力的醫，怎麼勤勞的換醫生，似乎都得不到真正療效的感覺。

異位性濕疹從很小，小到嬰兒時期就可發生，而且持續到很老，老到進棺材都還在癢，這樣的描述就可知有多少人對它恨之入骨卻又無可奈何。

異位性濕疹通常發生在三四個月大的嬰兒的前額、臉頰、耳後甚至頭皮，然後逐漸發展到頭部、手、腳的凹窩（如肘、膝後）處，最後全身都會有（目

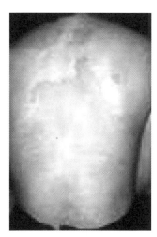

「急性蕁麻疹」可以看到大小不一的紅腫疹塊，既癢又痛。

前強烈懷疑與牛奶蛋白過敏
有關）。

此症發生時，病灶處
會有很癢、紅腫、濕黏的感
覺，因為不斷抓癢的結果，
使得病灶處會開始脫屑、結
疤，然後再抓破、流血、結
疤，反覆發作的結果是手腳
處可以明顯的看出一條條的
抓痕及色素沈澱（如斑馬線）
的情形。

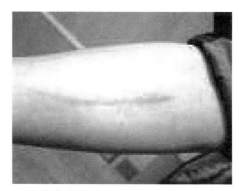

慢性蕁麻疹的患者，隨便用個尖銳的物
品朝皮膚劃一下，很快就會依所劃的軌
跡產生浮腫的現象。

如果天氣開始變化，自己又不懂得保養，這種「一直癢」的感覺
會讓人覺得「快發瘋啦」！

異位性濕疹是一種過敏反應，但是是一種遲緩型的反應，不過如
果過敏原直接侵入皮膚卻可以立即引發過敏。

它和呼吸道及腸胃道的過敏有關，但並不是每個食物過敏或氣喘
的人都會合併有異位性濕疹的表現。它的發生率一般只占5％的人口
而已。

正如前述，此症和呼吸、胃腸有關，所以它的治療也要從三方面
著手：首先是胃腸道，任何會引起食物過敏的，如花生、牛奶、蛋、
巧克力都應該暫時禁口，儘量以清淡飲食為主。其次是呼吸道，避免
接觸灰塵或溫差變化過大的環境，有感冒要立刻治療，但要注意藥品
是否會過敏。最後才是皮膚的處理，類固醇藥膏是必要的，但是其強
度高低，須要由醫師視病灶大小及嚴重程度來決定，切忌自行買藥來
擦，以避免長期使用的副作用；再來是要保持皮膚的乾燥但同時還要
保濕，所以不要抹任何化妝品；不要太愛洗澡，不要使用任何刺激性
的潔淨藥品，不要和寵物太接近，保持家中的清潔，使用異位性皮膚

炎專用的清潔用品是必要的。

減敏療法及長期抗組織胺的服用，有時並不是那麼神效，止癢藥膏如果不含類固醇，可以長期使用，以免「癢死了」。目前有些肥大細胞抑制劑的藥膏可以使用，但不適合兩歲兒童使用。

蕁麻疹則通常和食品有關，如果在吃藥或食物之後，沒多久身上就出現一塊塊紅疹，而且癢起來很厲害，愈抓紅疹腫得愈大，我們就稱它做「急性蕁麻疹」；如果有紅疹塊一小塊、一小塊分布全身，不是很癢，但可以持續很久，甚至一、兩個月，我們就稱它為「慢性蕁麻疹」，不管急性、慢性都跟體質過敏有關。

到底什麼樣的物品比較容易引起蕁麻疹，一般說是藥品，尤其是常見的阿斯匹靈和抗生素，但這裡要切記一件事：任何可以吃到肚子裡的東西，都可以引起過敏！所以積極找尋對什麼物品過敏是沒有意義的，只要這次發生過敏，下次不要再碰它就是了。

至於慢性蕁麻疹通常和接觸的環境或物品有關，有時潛伏在體內的疾病也是原因之一，要找到病源並非易事，治療更是時好時壞，也是讓人傷惱筋。

治療一般說來，如果急性發作時，全身（包括眼睛、嘴唇、氣管、胃腸、皮膚）都有症狀的話，則類固醇及抗組織胺的使用是必要的，不然一般的抗組織胺即可控制妥當。

至於慢性蕁麻疹目前尚無有效療法！

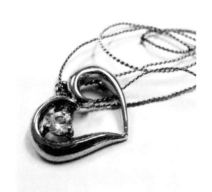

銀製飾品內含鎳、銅等金屬容易引發接觸性皮膚炎，有過敏體質患者應選擇純銀製品。

腸胃道過敏

任何食品或藥物都可能是食入性過敏原而誘發腸胃道過敏，甚至引發全身性反應，如氣喘或蕁麻疹的發生。

嬰幼兒的腸胃道過敏，主要是「牛奶蛋白過敏」。由於嬰兒的腸胃道黏膜表皮隙縫較大，因此可以提供較多空間，供大分子的牛奶蛋白通過，而牛奶蛋白在某些人的體內被視爲過敏原，因此很容易會誘發過敏反應（如氣喘、肚瀉），而隨著孩子長大，黏膜成熟度增加。大分子牛奶蛋白便不會直接再進入體內，過敏現象也因而減少，但是已經誘發的過敏機制卻從此不再停止，除非以藥物給予控制，所以，現在有經過特殊處理的奶粉，將大分子牛奶蛋白切成小分子（又稱水解蛋白奶粉），不會引發過敏，適合父母雙方都有過敏的嬰兒在出生後即飲用的奶粉。

目前嬰兒出生後，通常會驗臍帶血中的 IgE ，如果大於 1 則會視爲過敏體質，而建議使用「水解蛋白奶粉」，但仍須視日後嬰兒的發展決定。

這邊特別強調「母奶是嬰兒的最佳食品」，但母親在餵食母奶時，也須注意所吃的食品或藥品是否須經過乳汁也誘發嬰兒過敏，所以「多次少量」是把握的原則。

食品過敏中，以花生、牛奶、蛋、功克力、貝殼類海鮮、淡水魚爲常見，要吃應淺嚐爲止，一旦有症狀出現，則不應再嘗試。

藥品則以阿斯匹靈、盤尼西林及其他退燒止痛劑爲主，但常用來補充體力的維生素（B 群維生素）也很常見。

提高腸胃道的益生菌數量，可以有效改善過敏現象，是醫界共認的情形，但須要醫生評估，效果也會因人而異。

王醫師 Q&A

Q1　嬰兒餵母乳對預防氣喘病有效嗎？

A：母乳中會有許多抗體，可以防止嬰兒發生疾病，而免疫力及過敏體質
　　形成互相拮抗的情形，可因為免疫力提升，而致過敏體質下降，進而
　　減少氣喘發作的可能。

Q2　市面上有些特殊奶粉標榜可以預防氣喘，真的有效嗎？要如何
　　選購？

A：某些「水解蛋白奶粉」可以明顯降低嬰兒異位性皮膚炎或濕疹的發
　　生，所以可以延緩兒童氣喘發生的時間，但兒童氣喘發生的原因是多
　　重原因的，所以吃這些奶粉並不會就不再發生氣喘，選購何種奶粉應
　　請教醫師，而非藥局人員的勸說。

Q3　小朋友睡覺時會打鼾，是否是氣喘的前兆？

A：小朋友打鼾，主要是鼻塞所致，但如果是大於十三歲的小朋友就要考
　　慮是否為「扁桃腺樣體腫」壓迫呼吸道所致，長期鼻塞或扁桃腺腫是
　　會誘發氣喘發生的，但並非絕對，須由醫師診斷。

Q4　據說未滿週歲的嬰兒吃蛋，容易得氣喘病，真的嗎？

A：蛋的分子很大，未滿周歲就餵食蛋製品，容易誘發腸胃道過敏，因此
　　容易誘發未來氣喘發生的可能，因此通常建議在嬰兒一歲半過後，再
　　給予蛋製品較為恰當。

Q5　常感冒的小孩是否較容易得到氣喘病？

A：是的，嬰幼兒氣喘經常是因為長期呼吸道感染所誘發的，但感冒經常
　　與過敏性鼻炎混淆，因此提高免疫力，降低過敏反應，是家長應配合
　　醫師長期施行的功課。

Q6　氣喘病和鼻子過敏有關嗎？

A：有氣喘一定會有過敏性鼻炎，有過敏性鼻炎卻只有 1/3 的人會發生氣

喘，所以好好控制及治療過敏性鼻炎，對於預防氣喘發作是很重要的。

Q7　氣喘病發作為什麼會有喘鳴聲？

A：氣喘發作時，氣道阻塞自然就會有喘鳴聲，可參考前述幾章有關氣喘發作的原因描述。

Q8　小時候常得支氣管炎，是否容易演變成氣喘病？

A：一歲以前若有三次「細支氣管炎」的診斷，合併其他過敏性疾病，那就可以診斷為「嬰幼兒氣喘」，如果只有一、二次支氣管炎的情形，只會增加發生氣喘的機會，不代表未來一定會發生氣喘。

Q9　氣喘兒童過了青春期後就會好嗎？

A：70% 在二歲以前發作的「輕度間歇型氣喘」的患者，的確在過了青春期之後會好，但如果是「持續性氣喘」的患者，如果未經治療，就只會一直惡化，而氣喘的「黃金治療期」，是在診斷確定後，三個月內密集治療，同時持續至少一年以上的保養，那麼過了青春期，至少有半數以上的兒童不會再發作。

Q10　小時候曾被診斷為氣喘病，成人後不曾再發，以後還會再發嗎？

A：氣喘的發作是多重原因的，須要天時（變天）、地利（污染）、人和（生病）都有時才會發作，所以如果有過敏體質，就算到了成人，如果不好好保護自己，氣喘一樣會發作的。

Q11　氣喘病會影響學童的學業成績嗎？

A：小孩子經常氣喘發作，會因為缺氧導致腦部發育受損及因為睡眠不足而致體力下降，當然會影響學習成績及效果。

Q12　兒童氣喘病之初發症狀的嚴重度與將來癒後有關嗎？

A：當然有關，所以才需要階段性治療，如果無法降低氣喘發作的頻率，最終會導致氣管纖維化而變成肺氣腫（當然須要很久的時間），所以把握氣喘治療的黃金期是很重要。

Q13 氣喘兒長期用藥，是否有後遺症？

A：除非是「重度持續性氣喘」的患者，須要長期使用全身性類固醇，否則一般氣喘患者通常在醫師指導下很少會有後遺症的發生，「吸入型類固醇」合併「長效型乙型支氣管擴張劑」其安全性，目前看來沒有很大的問題，可放心使用。

Q14 氣喘病人可以進行各種預防注射嗎？

A：如果只是使用吸入型類固醇的患者，在醫師診療許可的情形下，可以接受各種預防注射，輕度的氣喘患者一定要準時接種各式疫苗，以免發生疾病而致氣喘發作，「重度」患者則仔細評估，在「兩害相權，取其輕」的情形下，問專科醫師評估是否接種。

Q15 長期使用吸入性類固醇會讓孩子長不高？

A：大量使用「吸入型類固醇」和全身性類固醇的副作用是一樣的，但是，通常在停用一到二年後，小朋友的身高可恢復到正常值，所以不必擔心。

Q16 氣喘病童不能吃冰嗎？

A：冰品對氣喘兒來說是種禁忌，很容易會誘發氣管緊縮，但是如果緩慢而小口小口的吃，量不要太多，是可以被接受的，運動後絕對禁止立刻食用冰冷食品（含冰水），很容易發生猝死。

Q17 盆栽植物是不是容易引起過敏？有哪些植物是比較不會引起過敏？

A：只有會大量散播花粉、種子，或是孢子類的植物才會致敏，一般觀賞類的盆栽植物並不會致敏，但如果室內有大量盆栽植物，到了晚上尤其是密閉空間，會因為搶氧氣的關係，而致缺氧發生，倒是要注意的。

Q18 有氣喘兒的家中不能飼養寵物嗎？哪些類型玩具也要小心避免？

A：動物的毛屑在長期的接觸後很容易誘發過敏，同時塵蟎也以動物毛屑為主食，大量的毛屑正好提供塵蟎繁殖之用，所以家有氣喘兒不可以

養寵物的原因在此，玩具不可有毛茸茸的，塑膠安全地板須注意是否含有丙醛或苯的可能。

Q19 臺灣高濕的環境，使用除濕機，有助於減低過敏原嗎？

A ： 除濕機可以有效降低臺灣這種潮濕的島國天氣，可以有效防止黴菌孳生，同時維持乾爽的空氣品質，可讓過敏兒感到舒適。

Q20 過敏兒的房間不能裝冷氣嗎？

A ： 當然可以，但是要注意出風口不要正對兒童頭部，反覆的冷空氣刺激是會誘發氣喘的，溫度設定不能太低，維持在 26 ～ 28 ℃之間，最好能設定「舒眠」裝置，冷氣機每星期濾網及風口一定要清洗。

Q21 如何使用吸入輔助器

A：

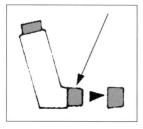

1. 將藥劑蓋取下。

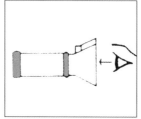

2. 目視單向薄膜是否損壞。

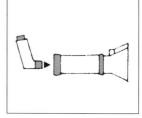

3. 將定量噴霧劑插入尾部。

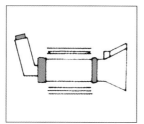

4. 上下搖動。

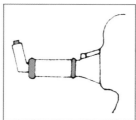

5. 將吸藥貯存器之面罩與嘴、鼻部密合呈垂直狀。

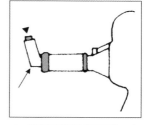

6. 將噴霧劑按鈕壓下，由嘴部吸氣鼻部呼氣。

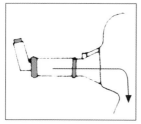

7. 手持住吸藥貯存器，至少呼吸六次。

8. 噴霧間隔時間至少三十秒，劑量多寡請遵照醫師指示，每次吸藥完畢再次使用，請重覆步驟 4 至 7 即可。

Q22 什麼是塵蟎？

A：

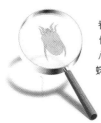

塵蟎是一種肉眼無法看見，必須以放大鏡或低倍顯微鏡才看清楚的八腳節肢動物，算是蜘蛛的親戚，外型長得像小蟑螂大小約 0.2~0.5mm（毫米），其生命週期約二～三點五個月。

塵蟎很適合在臺灣的環境生長，夏末秋初時繁殖最多，而此時亦是氣喘及過敏性鼻炎最易發作時節，得知塵蟎與過敏疾病的發作是密不可分的，而根據臺大小兒科統計資料顯示，1974 年臺灣兒童過敏病總盛行率約 5%（氣喘占 1.4%），1985 年已升高至 18%（氣喘占 5%），1991 年上升高至 35%（氣喘占 6%，過敏性鼻炎占 20%），1994 年更高升升 40%（氣喘占 10.8%，過敏性鼻炎占 33%）統計的二十年當中罹患氣喘的兒童增加七倍，可知氣喘已是兒童相當常見的慢性疾病。

■ 過敏病總盛行率

▨ 氣喘病比例

▨ 過敏性鼻炎

25°C

塵蟎喜好在溫度 25 ℃，溼度 70~80% 的環境中。臺灣屬海島型氣候，氣溫經年高達 18~29 ℃、溼度 82%~94%、高密度人口 540 人／平方公里，是塵蟎最理想的生長環境。

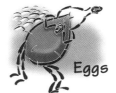

Eggs

每隻母蟎可產二十五～五十個卵，卵在三週即可孵化成蟎，其繁殖生長迅速短時間內即布滿了整個居家環境。

D.p. 歐洲蟎 **D.f.** 美洲蟎

每隻塵蟎每天約可產二十粒的排泄物，大小約產 5 m（微米），排泄物內容為可溶性蛋白質，亦會引起過敏症狀故不論活的塵蟎、屍體、排泄物等都會引起過敏。

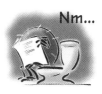

Nm...

Yum...Yum!

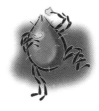

塵蟎以人類脫落的皮屑為主食，其嗜食的皮屑，需適當的黴菌存在，而臺灣氣侯利於黴菌的生長，因此塵蟎便建立共生關係。黴菌分解皮屑的脂質層，塵蟎才可攝食。

Biomia

家中的床墊、棉被、枕頭、床單、地毯、絨毛沙發、布質窗簾、絨毛玩具等，是培育繁殖塵蟎的溫床，也是塵蟎最喜歡的地方。

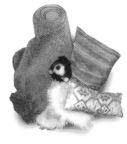

Q23 如何防止塵蟎？

A：

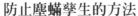

防止塵蟎孳生的方法

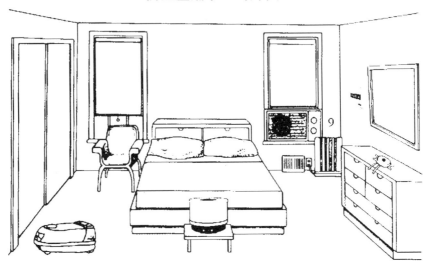

由於臥室及客廳是居家生活中占據時間最多的地方，同時也是塵蟎生長的主要場所。許多研究歸納下列作法，可大大降低過敏程度：

1. 將枕頭裝入防蟎枕套內，拉緊拉鍊後使用。
2. 將床墊裝入防蟎床套內，拉緊拉鍊後使用，若房中有多張床，則每張床皆須裝上防蟎床套。
3. 每兩週以約 55°C 熱水清洗一次外蓋寢具（指毯子、床單、枕巾、被單），避免使用厚重及毛料毯子，棉被也須裝入防蟎被套內。防蟎套入袋一年只須洗一至兩次即可。
4. 拿掉地毯，否則須定期噴灑防蟎劑以抑止塵蟎排泄量。
5. 暖氣出風口以過濾網蓋住或者改用電暖器取代。
6. 避免使用厚重窗簾布，以百葉窗或塑膠遮板代替。若必須使用窗簾，請常清洗或定期噴灑除蟎溶劑。
7. 以木製品或塑膠製品代替填充式傢俱，或者使用經過防蟎效果處理的皮革或布製品傢俱。

8. HEPA 除蟎空氣濾淨機能去除空氣中的過敏原，一般普通型家用空氣清淨機不具此種功能。請選擇適合房間大小的機型，最好每小時能換氣六次。

9. 使用冷氣機可避免高溫及潮濕，防止塵蟎大量繁殖，在出風口處加裝聚酯類空氣過濾網膜可幫助去除空氣中過敏原的，在較潮濕處請使用除濕機。

10. 避免放置錦旗類、懸掛絲節製品飾物及其它堆積灰塵的東西。

11. 以除蟎抹布擦拭抽屜及櫃子。在打掃及清理家務時，戴上防蟎口罩。

12. 塵蟎最佳生長濕度是 75 ～ 80 ％，在相對濕度 50 ％以下無法生長。理想的濕度指標是 50 ％左右，但勿過度使用除濕機而太乾燥。可使用一般濕度計來監控。

13. 將衣服放在衣櫃內，並關好櫃門。

14. 使用可濾住過敏原的吸塵機，或者較多層材質的集塵袋來降低過敏原的釋出。

Q24 國內氣喘藥品有那些？

A ： 國內氣喘常用藥品索引

II、長效型 β_2 交感神經興奮劑

Berotec	噴入劑	支氣管攣縮之治療與預防。	Ventolin	吸入劑	氣喘發作時，緊急使用之支氣管擴張劑，須噴霧器輔助使用。
Ventoline	錠　劑	短效型 β_2 交感神經興奮劑。	Bricanyl	錠　劑	短效型 β_2 交感神經興奮劑，氣喘適用。
Bricanyl	吸入劑	短效型 β_2 交感神經興奮劑，氣喘發作時急用，須噴霧器輔助使用。	Atrovent	噴入劑	短效型交感神經興奮劑。
bricanyl	吸入劑	短效型支氣管擴張劑，氣喘發作時使用。	Atrovent	吸入劑	輔助型支氣管擴張劑，須噴霧器輔助使用。

II、長效型 β_2 交感神經興奮劑

Bambec	錠　劑	長效型支氣管擴張劑。	Meptin	錠　劑	中長效型 β_2 交感神經興奮劑，適中、重度氣喘長期使用。

III、短效型茶鹼

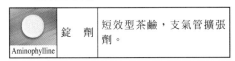

Aminophylline	錠　劑	短效型茶鹼，支氣管擴張劑。

IV、長效型茶鹼

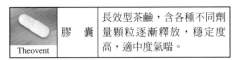

Theovent	膠　囊	長效型茶鹼，含各種不同劑量顆粒逐漸釋放，穩定度高，適中度氣喘。

V、短效型抗組織胺

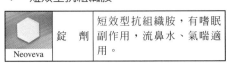

Neoveva	錠　劑	短效型抗組織胺，有嗜眠副作用，流鼻水、氣喘適用。

VI、長短效型抗組織胺

Zadine	錠　劑	中長效型抗組織胺，有些輕微的嗜眠作用。	Clarityne	錠　劑	長效型抗組織胺，無嗜眠副作用，過敏性鼻炎及慢性蕁麻疹適用。

VII、吸入型類固醇

Aldecin	噴入劑	短效型吸入型類固醇，中、重度氣喘患者適用。	Beclomet	噴入劑	吸入型類固醇，中、重度氣喘兒童患者適用。
Pulmicort	噴入劑	長效型吸入型類固醇，中、重度氣喘患者適用。	Pulmicort	鼻部噴入劑	噴入型類固醇，過敏性鼻炎或慢性鼻竇炎患者適用。
Beclomet	鼻部噴入劑	噴入型類固醇，過敏性鼻炎或慢性鼻竇炎患者適用。			

VIII、肥大細胞抑劑

Intal Nasal	鼻部噴入劑	肥大細胞抑制劑，過敏性鼻炎適用。	Intal 5	噴入劑	肥胖細胞抑制劑，預防氣喘發作之首選藥品。

Q24 國內有哪些氣喘專科醫師？

A ：國內各大醫院氣喘專科醫師名冊

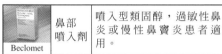

臺大醫院小兒科主任	江伯倫	高雄長庚兒童醫院小兒科	楊崑德
臺北耕莘醫院小兒科	吳立州	臺南成功大學附設醫院小兒科	王志堯
臺北榮民總醫院小兒科	湯仁彬	馬偕醫院小兒科	徐世達
臺北市立仁愛醫院小兒科	吳維峰	國泰醫院小兒科	陳五常
中山醫學大學附設醫院小兒科	呂克桓	高雄長庚兒童醫院小兒科	牛震廣
雄醫學院附設醫院小兒科	黃麗瑛	彰基兒童醫院	林清淵
臺北署立醫院小兒科	黃琨璋	臺大醫院小兒科	周正成
林口長庚醫院小兒科	黃璟隆	王文卿小兒科	王文卿
臺中榮總小兒科	傅令嫻	高雄醫學大學附設醫院小兒科	洪志興
臺北長庚醫院小兒科	顏大欽		

參考書目

1. How to Cope with your Child's Allergies / *Sheldon Press London* 出版

2. 臺灣地區氣喘病診斷及治療指引 / 中華民國微免雜誌出版

3. 美國地區氣喘病診斷及治療指引 / 美國健康部出版

4. 日本地區氣喘病診斷及治療指引 / 日本厚生省出版

5. 免疫學 / *Mosby-Wolfe uk* 出版

6. Exercise Induced Asthma / *Reyfon A Eggleston M. D.*

7. Evalation of Efficavy of traditional chinese medicines in the tuatment of childhood Asthma / 謝貴雄教授著

8. Childhood Asthma / *Medical Progess June 1996 Geovge Russell*

9. Asthma / *Peter J Barnes Lippincott Raven N. Y 1997*

10. Childhood Asthma and other wheezing disorders / *Michael Silverman Chapman of Medical London 1995*

11. 臺灣地區兒童過敏性氣喘病治療手冊 / 中華民國過敏及氣喘病研究協會 *1995*

12. Atlas of Allergies / *Mosby-Wolfe uk*

13. Atlas of Pediatric physical Diagnosis / *Mosby-Wolfe uk*

14. Childhood Asthma and Other wheezing Disorder Chapan d Hall uk

15. Bronchial Asthma:Principle of Diagnosis and Treatment / *Humana Press Inc. U.S.A.*

16. 小兒喘息 / 合同出版社出版

17. 氣喘治療指引 / 衛生署

附錄 1

預防寶寶過敏　從懷孕開始
─早期發現，早期預防─

這是一份國際性的問卷，幫助您瞭解即將出生的寶寶是否具有潛在性的過敏問題，並探討臺灣地區有過敏傾向的比例，我們將在日後提供更多的資訊幫助您培育更優秀的下一代。

請回答 1～4 題，並從表格中找出是否有此症狀，若有，請寫出代號（如：A-2, B-1）：

呼吸系統：	A-1 氣喘（呼吸困難、咻咻呼吸聲或喘鳴聲、胸悶、慢性咳嗽）
	A-2 過敏性鼻炎（早晨不斷打噴嚏、流鼻水、鼻癢、鼻塞）
眼　　睛：	B-1 過敏性結膜炎（眨眼、紅眼、眼睛癢、灼熱感、黑眼圈）
腸胃系統：	C-1 因食物引起（噁心、嘔吐、腹瀉、腹痛、腸絞痛）
皮　　膚：	D-1 異位性濕疹（好發部位：臉頰、耳後、頭皮、頸、四肢關節，引起紅色小丘疹）
	D-2 蕁麻疹（身體任何部位）

1. 對**準媽媽**而言，是否有上述任一項症狀。
   - □均無上述症狀
   - □經常發生（請填代號）＿＿＿＿＿（3 分）
   - □偶爾發生（請填代號）＿＿＿＿＿（2 分）
2. 對**準爸爸**而言，是否有上述任一項症狀。
   - □均無上述症狀
   - □經常發生（請填代號）＿＿＿＿＿（3 分）
   - □偶爾發生（請填代號）＿＿＿＿＿（2 分）
3. 若**胎兒已經有哥哥、姊姊**，是否有上述任一項症狀。
   - □均無上述症狀
   - □經常發生（請填代號）＿＿＿＿＿（3 分）
   - □偶爾發生（請填代號）＿＿＿＿＿（2 分）
4. 對**準爸爸及準媽媽的家人**（雙親、兄弟姊妹）中，是否有上述任一項症狀。
   - □均無上述症狀
   - □經常發生（請填代號）＿＿＿＿＿（2 分）
   - □偶爾發生（請填代號）＿＿＿＿＿（1 分）

根據上述的結果，您的家族過敏指數（FAS）為＿＿＿分（圈選是者，累加括號中的分數）

若您的分數超過 4 分以上，則出生的寶寶很可能會是過敏兒。根據國內外統計數字指出：過敏兒的比例有 25～30%，且逐年提高，但只要提早預防，您的寶寶仍會是相當健康、聰明的孩子。

臺灣省兒童氣喘過敏疾病預防暨衛教協會　關心您！

★★請填寫準媽媽的資料，讓我們與您一起面對過敏的問題：

姓　　名		年齡		生日	年　月　日	家族過敏指數（FAS）		
通訊地址						電	(H)	
永久地址						話	(O)	分機
預產期	年　月　日		生產醫院			胎次		

附錄 2

臺灣省兒童氣喘過敏疾病預防暨衛教協會（個人／榮譽）會員入會

申 請 書

姓名		性別	出生年月日	籍貫
學歷			現職	身份證號碼
經歷				
戶籍住址				
聯絡住址				
電話				
審查結果	會員類別	會員號碼	推薦人性名	會員號碼
申請人				
備註	個人會員：具醫、護人員身分者，請隨附在職證明或證書影印本連同申請書一併寄回 榮譽會員：一般民眾，不需在職證明			

中 華 民 國 　 年 　 月 　 日

124

小兒氣喘與中醫理論

在中醫理論中，小兒氣喘是因為患者犯邪，
而產生痰侵犯肺，導致呼吸障礙後引發氣喘。

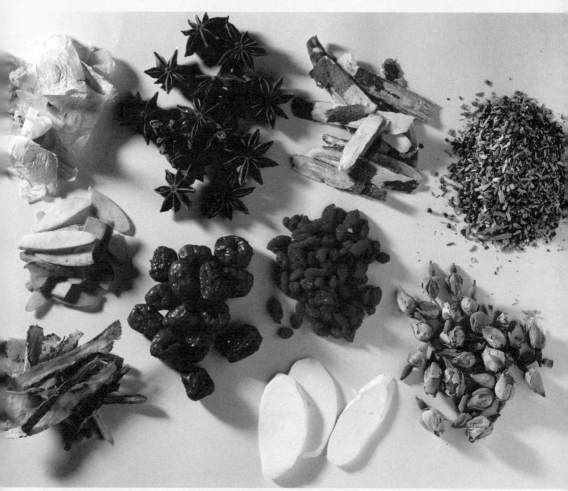

中藥優點在於預防治療

　　中藥對於任何疾病的預防治療效果一向都極佳，而被推崇為高層次的醫療方式。以氣喘來說，中藥對預防氣喘發作的效果就相當受到重視。即使氣喘發作，但只要以中藥治療此次氣喘之後，就會對下一次的發作產生預防效果，因而被視為高層級的醫療方式。在中醫裡這種情形稱為「上工」。

　　而且事實上，中藥對於預防氣喘發作真的很有效果。開始內服中藥數日後就有顯出效果的情況雖然也時有所聞，但是通常在服用中藥後二～三個月至半年左右的時間，中藥的藥效才會漸漸顯現。

　　再者，以中藥來預防治療的話，減少合併使用的西藥藥量也是可被預期的。這一點對長期使用類固醇等副作用較強的西藥內服藥的人來說，意義特別重大。

　　另外，在氣喘發作時的治療，因西藥中有許多有效的藥，若要使用西藥也是沒有問題。但是如果發現西藥的藥效對於氣喘發作時的治療，不能提升到一個令人滿意的效果，而將中藥與西藥合併使用後，病況因而好轉的情況也屢見不鮮。

　　對於氣喘，或對於任何一種情況，中藥都可以說是一種相當有效的治療方式。

中藥是綜合性的治療

　　一位病人所患的各種症狀也許乍看之下並沒有任何關聯。但是以中醫的觀點來看，其實病徵都是相互牽連、互有關係的。例如：怕冷且容易手腳冰冷的體質與腰痛有關、青春痘與便秘有關、偏食與頭暈目眩有關、焦慮與下痢有關等……。

　　西醫的治療會把這些症狀當作個別、沒有相關的情況，但是在中醫來說，這些情況其實有非常重要的關聯性存在。

副作用較少，即使有也比較輕微

有不少人對於中藥的副作用一直有所誤解。更有許多人認為「中藥是沒有副作用的」。其實，中藥並非絕對沒有副作用，只不過中藥的副作用很少，而且即使發生副作用，也多半只是胃感到不舒服或有點便秘的傾向之類的輕微症狀而已。

只要稍微調整一下處方或暫時停止服藥一段時間，副作用的症狀就會消除。正因為如此，所以服用中藥幾乎不用擔心副作用的問題，可以安心服用，也因而有很多人就一味地認為中藥沒有副作用。實際上，在不當使用的情形下，中藥也曾經發生嚴重副作用，如馬兜鈴酸引起中藥腎病變。

關於中藥的副作用，正確地來說應該是這樣子：「在醫生的處方下中藥的副作用一般會比西藥低，即使產生副作用，情況也多屬輕微。而大部分中藥的副作用在適當處理後便會消失。因此，中藥可以說是比西藥更能安全使用。」

孩童更適合服用中藥

一般人認為中藥是老人家吃的藥，給小孩吃會太苦吃不下去。

很難想像如何讓小孩肯吃中藥。事實上，小孩也是相當能接受中藥的。有些小孩可以直接服用中藥，也有些小孩只要把中藥和蜂蜜或果汁混合的話就敢喝。而且重點是，小孩如果覺得中藥很難吃的話，就要用鼓勵的方式，

另外，以中藥治療氣喘，通常對小孩子會比對成人來得有效，還有，因為副作用也較少，所以可以說：「孩童更適合服用中藥。」

氣、血、津液──運轉生命的基本單位

要瞭解中醫是如何看待氣喘，就必須先認識中醫是如何看待人體

和疾病。

在中醫裡，「氣」、「血」、「津液」，被認為是運轉生命活動動的基本單位。

1.何謂「氣」？

氣，是推動生命活動機能的成分單位，會隨著身體的各種機能改變，並運行於全身。它能促進人體成長和發育，以及全身器官、腑臟的生命活動，與血液及津液的代謝，還能增強抵抗力。

2.何謂「血和津液」？

血和津液，是體內構造成分的基本單位，它們會變成各種形式循環於全身當中，帶給全身的器官和腑臟營養與滋潤，潤滑關節等各種組織接合的部位，同時也是提供氣運轉生命活動的場所。

臟腑──生命活動的推動者

所謂臟腑，就是在人體內負責維持並推動生命活動機能的單位。在臟腑中，有所謂五臟六腑。

五臟	心、肺、肝、脾、腎
六腑	膽、胃、大腸、小腸、膀胱、三焦

這些臟腑位在人體內，我們的眼睛並無法具體看見。它們是一種抽象的概念，被認為是推動體內生命活動機能的東西。中醫學說的臟腑與西醫學說的臟器並不相同。例如，中醫裡所指腎方面的疾病，意義就不完全相同於西醫裡所判定腎臟疾病，這一點需要特別注意。氣、血、津液會巡迴五臟六腑等全身各部位。人體就是靠著這些機能的正常運行，來經營維持健康的生命活動。

和小兒氣喘關係較深的臟腑有：腎、脾、肝、肺。

腎、脾、肝、肺對小兒氣喘影響較深的機能

腎	擁有先天的精氣（為全身氣、血、津液之本，與生俱來就存在於腎裡的一種氣），是成長發育的基石。調節水分代謝，製造尿液。協同進行肺的呼吸機能
脾	消化吸收吃進體內的食物，產生「氣」。和肺、腎一起協同調節水分的代謝
肝	讓氣、血循環順暢。調節情緒變動
肺	以呼吸的方式將外界的氣吸入。融合脾所生之氣、肺所吸入的氣與腎的精氣，運行到全身各部位。維持喉嚨及鼻子的機能。與脾、腎一起協同調節水分的代謝

邪─對人體產生不良影響

何謂「邪」？

　　邪是一種會有對人體不良影響的單位。每個人在受了不良影響之後會產生一些症狀，中醫再根據這些症狀的綜合特徵而將之分類。

　　其中和小兒氣喘關係較大的邪有：寒邪、熱邪、燥邪、濕邪。以上四種邪雖然是以自然狀態來命名表示，但並不是因為受了寒就是寒邪，燥邪也不是因為乾燥而來的。

　　另外，即使以西醫的角度來看都是感染到同一種病毒，但是從中醫的觀點來看，只要受到感染的人或受到感染的時期不同，結果引起的症狀也不同的話，就是受到不同的邪的影響。

　　總而言之，病毒、細菌及其他具體的、絕對性的疾病原因，在西醫裡已經獲得解釋的現在，或許可以將邪解釋為：「所謂邪，即是從病理的角度來敘述自然界與個體的相對關係的，抽象性的、觀念性的概念。」

　　不過，雖然中醫把因受邪的不良影響而產生的結果及生病時的狀

態，簡單地用「犯邪」來表現。但這種表達方式，並非指「邪」是眼睛可以看得見且爲具體存在的東西。

生病導致津液濃縮變成痰

中醫所說的痰，跟西醫或一般所說的痰，意思是有些不太一樣的。

何謂「痰」？

中醫所指的痰，是因肺、脾、腎等機能發生異常，或是犯邪，而使津液濃縮而變成的東西。並不是只指透過我們咳出、眼睛所見的氣管分泌物。

以下四種情況會產生痰：

● 肺的水分代謝機能異常，津液被濃縮。

● 腎的水分代謝機能異常，津液被濃縮。

● 脾消化吸收食物的機能異常，食物中津液的來源成分被濃縮。

● 犯邪，體內的津液被濃縮。

有時候，這四種情況產生的痰會侵犯到肺，結果造成肺呼吸機能發生障礙，引起小兒氣喘。

證──病變部位與性質

中醫師爲了要決定治療方針，必須根據病人的症狀及診察去推判，疾病發生在哪個部位？是因爲何種病變所引起的？中醫裡稱病變的部位與其性質爲「證」。

更具體地解釋，證所代表的是：

● 在哪裡？（肺、脾、肝、腎……）

- 什麼東西？（邪、氣、血、津液、痰……）
- 發生了什麼事？（錯位──例如胃下垂、疝氣等、不足、滯塞……）

例如，有脾氣虛證（脾氣不足）、肝氣鬱結證（肝氣滯塞）、肺熱痰證（熱邪犯肺，產生痰）等說法。

另外還有表示體質或症狀的特徵、疾病進行狀態的證。

小兒氣喘基本證型是什麼呢？大致上來說，中醫認為氣喘是痰侵犯到肺，是屬於本虛標實之證，所謂「正氣存內，邪不可干」，所以氣喘的發生，多由於臟腑的氣或津液的不足或滯塞，產生痰，導致肺機能障礙，一旦「邪」侵犯人體，則引動痰來進一步侵犯肺，誘發氣喘。治療上大致可分成咳喘發作期，和緩解其來說：

發作期，多是因為「犯邪」，治療上以祛邪為主。基本證型可以分為寒證與熱證，有實則出現寒熱錯雜的證型。而之前所提到的燥邪，常會伴隨熱邪而出現偏向熱證；而濕協助要表現在痰多，可能因為體質或侵犯的季節不同而轉化為寒證或熱證。

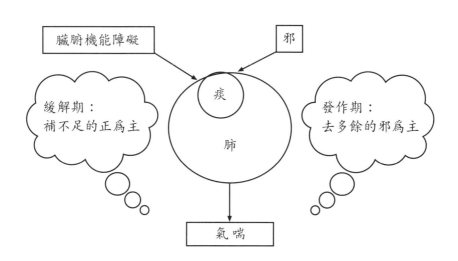

緩解期，多由於臟腑的氣或津液的不足或滯塞，導致肺機能障礙。

發作期的基本證型

表現以寒象為主	**寒喘證**
表現以熱象為主	**熱喘證**

緩解期的基本證型（臟腑機能障礙引起小兒氣喘證的基本類型）

脾氣不足，造成消化吸收的機能變差，因此產生痰而侵犯肺	**脾氣虛證**
肝氣的循環滯塞，滯塞的肝氣造成肺的呼吸機能發生障礙	**肝氣鬱結證**
腎的精氣或腎氣不足，導致腎的水分調節機能異常，因而產生痰，或幫助呼吸的機能衰退	**腎虛證**
肺氣不足，引發呼吸機能障礙	**肺氣虛證**
肺的津液不足，引發呼吸機能障礙	**肺陰虛證**

基本證合併後，引發疾病

實際上，氣喘患者同時患有好幾種基本證，相互牽連而導致氣喘發病的情況也不少見。

像氣喘這樣的慢性疾病，基本上腑臟的機能已經發生障礙，再加上受到邪的刺激，而引發氣喘發作的情況很多。

中醫：認為無論如何都有必要根據每個氣喘患者的證個別做分析。只是，先瞭解基本的證之後，才能夠開始分析複雜的證。

所以，理解基本證的的重要性倒是不變的。

● 中醫治療小兒氣喘的方法，原則上就是去多餘的邪、補不足的
　證。

1.對於肺受到邪侵犯的治療

去除侵犯肺的熱邪。

去除侵犯肺的寒邪，並將肺溫熱。

2.對於脾氣虛證、肺氣虛證的治療

補充不足的氣。

3.對於肺陰虛證的治療

補充不足的津液。

4.對於腎虛證的治療

補充不足的精氣。

5.對於肝氣鬱結證的治療

舒暢滯塞的氣。

緩解咳嗽和呼吸困難、喘鳴

構成中藥的各種生藥中，都含有以上幾種藥效的部分。將生藥做
各種搭配組合使用，即能對各種證別治療。

小兒氣喘的症狀與治療

中醫透過觀察小兒氣喘的各種症狀而分類證別，
再針對各種「證」，開立適用藥方，就可得到最佳療效。

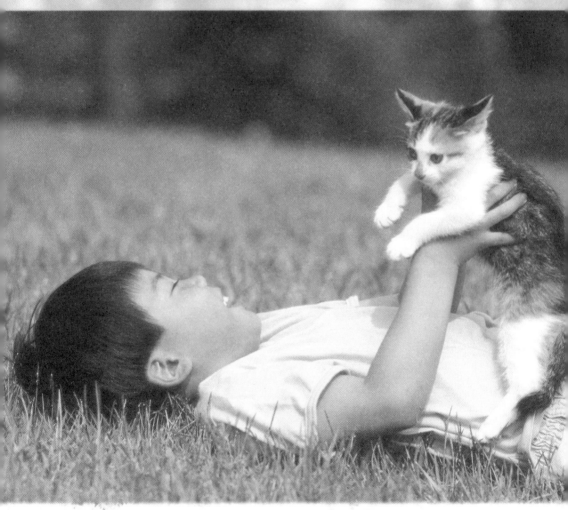

寒喘痰證症狀

呼吸困難有喘鳴聲，咳清痰、流鼻水、打噴嚏的類型。

　　肺受到寒邪侵犯，導致呼吸機能產生障礙，引起氣喘發作。肺寒痰證常會在遺傳性過敏型氣喘兒的幼兒期、季節轉換氣喘發作、夜晚到清晨間氣喘發作、伴隨著感冒氣喘發作等時期出現。

1.症狀

- 痰是透明至白色的、咳嗽或呼吸困難帶有喘鳴聲。
- 流鼻水、鼻塞、打噴嚏。
- 惡寒、發燒、頭痛、身體痠痛、臉色青白、想喝溫水。
- 因為寒冷而氣喘發作或氣喘情況因而惡化。

　　去除侵犯肺或鼻子的寒邪，施行溫的治療。另外，因為有痰、呼吸困難有喘鳴聲，所以治療時，一併去痰及緩解呼吸困難。氣喘發作時使用西藥是沒有問題的，但是若有病情未見好轉的情況時，常常只要合併中藥使用後就會好轉。

2.主要處方

小青龍湯

麻黃、桂枝、芍藥、細辛、乾薑、炙甘草、半夏、五味子。

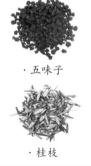

·五味子

·桂枝

功效

1.去除肺部及鼻子的寒邪，實行溫療。
2.去痰。
3.緩解呼吸困難。

3.附加處方

苓甘薑味辛夏仁湯

茯苓、甘草、乾薑、細辛、五味子、半夏、
杏仁。

功效

去大量的痰。

· 甘草

射干麻黃湯

射干、麻黃、生薑、細辛、紫苑、款冬
花、大棗、半夏、五味子。

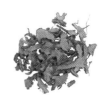

功效

1.去咳嗽。
2.緩解呼吸困難。

· 射干

麻黃附子細辛湯

麻黃、附子、細辛。

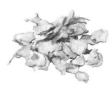

功效

1.去除手腳冰冷症狀。
2.改善怕冷體質。

· 附子

熱喘痰證症狀

呼吸困難帶喘鳴聲，有黃痰及鼻水的類型。

熱邪犯肺，有痰，呼吸機能產生障礙，引起氣喘發作。

肺熱痰證在整個幼兒期，在受到細菌、類菌質體或某些病毒感染而合併引發氣喘時，常可見到此類型。

1.症狀

● 痰是黃色黏稠狀的、咳嗽或呼吸困難帶有喘鳴聲。

● 流黃色鼻水、鼻塞。

● 惡寒、惡熱、發燒、頭痛、身體痠痛。

● 臉孔潮紅、焦躁感。

● 舌苔黃膩。

● 口渴，想喝冷水。

去除侵犯肺、鼻子和喉嚨的熱邪，施行冷的治療。另外，因為有痰、呼吸困難帶有喘鳴聲，所以一併做去痰及緩解呼吸困難帶有喘鳴聲的治療。

像這種氣喘發作時，使用西藥治療是沒問題的，但是如果合併使用中藥治療可預期會有更好的效果。病情拖延不癒的時候，合併服用中藥治療也常會得到不錯的療效。

2.主要處方

麻杏甘石湯

麻黃、杏仁、炙甘草、石膏。

功效

1.去除肺、鼻子、喉嚨的熱邪，實行冷療。
2.去痰。
3.緩解呼吸困難。

・杏仁

3.附加處方

五虎湯

麻黃、杏仁、石膏、甘草、桑白皮、生薑片、蔥白三莖。

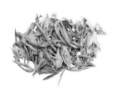

功效

1.治療喉嚨痛。
2.治療嚴重咳嗽。

・桑白皮

定喘湯

麻黃、款冬花、蘇子、杏仁、白果、半夏、桑白皮、黃芩、甘草。

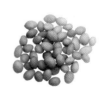

功效

1.去咳嗽。
2.緩解呼吸困難。

・白果

脾氣虛證症狀

腸胃虛弱，痰量多，長久不癒的類型。

飲食不知節制、疲勞、精神壓力，或反覆的氣喘發作等會消耗脾的氣，導致脾消化吸收食物的能力低下，此時，脾就會生痰，而這個痰就會侵犯肺引起氣喘發作。

脾氣虛證的症狀，在乳幼兒時期長期不癒的氣喘中時常可以發現。

1.症狀

- 平日就無精打采，容易疲勞。
- 食量小、容易下痢、口水分泌旺盛、常打嗝。
- 氣喘發作時痰很多，痰卡在喉頭且喉中痰鳴如吼咯，且氣喘長久不癒。
- 飯後痰量增加，且一直咳嗽，咳到痰和食物一起被吐出來。

施行的是補脾氣及去痰的治療。如果積痰或呼吸困難帶有喘鳴聲的情況很嚴重的話，還要加上緩解痰或呼吸困難的治療。脾氣虛證所引發的氣喘，常無法藉由西藥達到預防治療，但中藥卻能發揮效果。且中藥對於消化器官症狀或體力虛弱的合併症，也有不錯的療效。

2.主要處方

┌─ 六君子湯 ─

人參、白朮、茯苓、炙甘草、半夏、陳皮。

功效

1.補足脾氣。
2.去痰。
3.緩解呼吸困難。

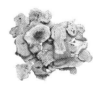

·白朮

3.附加處方

六君子湯合平胃散

人參、白朮、茯苓、炙甘草、半夏、陳皮、
蒼朮、厚朴。

功效

去痰。

·厚朴

喘四君子湯

人參、茯苓、白朮、甘草、生薑、大棗。

功效

1.去咳嗽。
2.減緩呼吸困難有雜聲。

·甘草

補中益氣湯

人參、黃耆、炙甘草、當歸、橘皮、柴胡、
升麻、白朮。

功效

1.紓解盜汗狀況。
2.調整易感冒體質。
3.減緩呼吸困難。

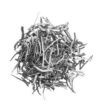

·柴胡

人參湯

人參、乾薑、白朮、甘草。

功效

調整怕冷體質及手腳冰冷症狀。

·人參

肝氣鬱結證症狀

容易煩躁不安，因緊張引發氣喘的類型。

如果長期受到過度的緊張及壓力（例如孩童的壓力有：父母親吵架、管教過嚴及不當、幼兒期以來缺乏親膚關係或親情不足、受到同儕欺負等），會造成肝氣鬱塞，全身的氣循環就會變差，肺的呼吸機能就會發生障礙，導致氣喘發作。

肝氣鬱結證的症狀，常在幼兒期後可以發現，且時常合併發生脾氣虛證。

1.症狀

- 任性，稍遇不順己意的事就會歇斯底里地又哭又叫。
- 注意力不能集中、靜不下來、害羞內向、有咬指甲的習慣、痙攣。
- 常常腹痛或頭痛，卻又查不出疼痛的原因。
- 受到壓力時會嘔吐、腹瀉或氣喘發作。

治療的重點在於順暢鬱結的氣，讓小孩變成抗壓性強的體質。氣喘發作時，一併針對去痰及緩解咳嗽與呼吸困難的部分治療。對於與精神壓力與緊張有關之氣喘的預防，中藥相當有效。

2.主要處方

四逆散

柴胡、枳實、芍藥、炙甘草。

功效

1. 順暢鬱結的氣。
2. 去痰。
3. 緩解呼吸。

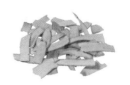

・芍藥

3.附加處方

柴朴湯

柴胡、黃芩、半夏、人參、生薑、大棗、炙甘草、厚朴、茯苓、紫蘇葉。

功效

1.增強食慾。　　2.治嘔吐、下痢。
3.去痰。　　　　4.治療喉嚨痛。

・紫蘇葉

柴胡桂枝合半夏厚朴湯

柴胡、桂枝、黃芩、人參、炙甘草、半夏、芍藥、大棗、生薑、厚朴、茯苓、紫蘇葉。

功效

1.與柴朴湯功效同。　2.治盜汗。
3.治腹痛。

・桂枝

神秘湯

麻黃、杏仁、厚朴、陳皮、甘草、柴胡、紫蘇葉。

功效

治呼吸困難有雜聲。

・柴胡

龍膽瀉肝湯合神秘湯

龍膽草、木通、車前子、山梔子、生地黃、當歸、澤瀉、柴胡、甘草、黃芩、麻黃、杏仁、厚朴、陳皮、紫蘇葉。

功效

1.紓解壓力。　　2.治療眼睛充血。
3.治暈眩。　　　4.治精神性咳嗽。

・山梔子

腎虛證症狀

發育緩慢，嬰兒期開始的氣喘不易病癒的類型。

　　天生腎的精氣就不足，導致疾病不容易康復、腎機能衰退，造成腎的水分代謝機能低下而產生痰侵犯肺，或者是有助腎呼吸機能的持久功能已衰退，造成氣喘。

　　腎虛證此種症狀，在自幼兒期起的氣喘發作，或長久不癒的氣喘類型裡時常可見。其中多數時候會與脾氣虛證、肺氣虛證、肺陰虛證等合併發作。

1.症狀

- 成長發育緩慢。
- 蛀牙很多、沒有元氣、動作遲緩、腰足部容易疲勞、笨拙、容易感冒。
- 感冒不易治療，連換氣時也呼吸困難發出喘鳴聲。
- 睡覺時很會發汗發昏、好冰涼飲料。

　　補足腎不足的精氣或氣，讓腎機能回復正常。如果合併有脾氣虛證、肺氣虛證、肺陰虛證等症狀，也要一起治療。反覆發作不癒的氣喘在這種治療後常會有顯著療效。

2.主要處方

```
┌─ 六味地黃丸 ──────────────────────
  熟地黃、淮山、山茱萸、澤瀉、茯苓、牡丹皮。

  功效
  補足腎氣不足。
                              ·淮山          ·牡丹皮
```

3.附加處方

知柏地黃丸

熟地黃、淮山、山茱萸、澤瀉、茯苓、牡丹皮、知母、黃柏。

功效

1. 治療昏眩。　　2. 治發熱。
3. 治黃痰。

·黃柏

麥味地黃丸

熟地黃、淮山、山茱萸、澤瀉、茯苓、牡丹皮、麥門冬、五味子。

功效

治嚴重咳嗽但無痰或痰量少的情況。

·五味子

八味地黃丸

乾地黃、淮山、山茱萸、澤瀉、茯苓、牡丹皮、桂枝、炮附子。

功效

1. 治下肢冰冷。　　2. 發冷。

·牡丹皮

牛車腎氣丸

熟地黃、淮山、山茱萸、澤瀉、茯苓、牡丹皮、官桂、炮附子、川牛膝、車前子。

功效

1. 治下肢冰冷。　　2. 發冷。
3. 治痰多。

·川牛膝

肺氣虛證症狀

輕微發作就喘不過氣，極為痛苦的類型。

如果久病不癒或肺氣被過度消耗以致不足，導致肺呼吸機能障礙，就會造成肺氣虛證類的氣喘。

偶爾可在整個小兒期中看到這種症狀。另外，此證也常併發脾氣虛證及腎虛證。

1.症狀

- 沒有元氣、容易疲勞、怕冷。
- 容易流汗、容易感冒且難治癒。
- 一疲勞就會引起氣喘發作、說話聲音有氣沒力。
- 輕微的氣喘發作就會馬上痛苦地喘不過氣來。

治療肺氣虛證要補充肺不足的氣，增加患者的體力和抵抗力，預防患者氣喘發作。這樣不斷重覆支氣管炎、氣喘發作且體力、抵抗力虛弱的情況，西醫無法給予預防方法。但若使用以下兩種中藥則有良好的預防效果。

2.主要處方

補中益氣湯

人參、黃耆、當歸、陳皮、升麻、柴胡、白朮、生薑、紅棗、炙甘草。

功效

1.補足肺氣不足。
2.增強患者體力和抵抗力。

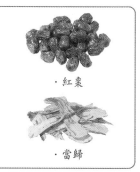

·紅棗

·當歸

3.附加處方

補肺湯

人參、黃耆、熟地黃、五味子、紫宛、桑白皮。

功效

1.治咳嗽。
2.舒緩呼吸困難有雜聲。

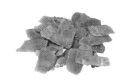

· 人參片

玉屏風散

黃耆、白朮、防風、生薑片。

功效

1.盜汗。
2.易感冒。

· 白朮

肺陰虛證症狀

皮膚乾燥、口乾，少痰的類型。

肺陰虛證類型的氣喘常會在久病不癒致肺的津液被消耗不足時發生。

一般認為在孩身上較見肺陰虛證的氣喘類型，但偶爾會在異位性皮膚炎併發的氣喘及百日咳、黴漿菌肺炎續發氣喘等情況發現這類型的氣喘。

1.症狀

- 體型瘦小、皮膚乾燥、嘴巴喉嚨發乾，喜好冰涼飲料
- 睡覺時很會發汗、發昏、微燒
- 氣喘發作時會發出雜聲，咳嗽不止至有噁心感
- 痰很少或沒有，偶爾會有血痰

治療肺陰虛證要補充肺不足的津液。與西藥的去痰劑比較，這帖中藥去痰的效果較好，而且還有預防氣喘發作的療效。另外亦可改善皮膚乾燥的症狀。

2.主要處方

麥門冬湯

麥門冬、半夏、粳米、甘草、人參。

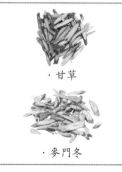

· 甘草

· 麥門冬

功效

1.補肺不足的津液。
2.去痰。
3.改善皮膚乾燥。

3.附加處方

滋陰降火湯

當歸、熟地黃、天門冬、麥門冬、生地黃、白芍、知母、黃柏、白朮、陳皮、生薑、大棗、炙甘草。

功效

1.治發燒、發昏。
2.治少量黃色濃稠的痰。

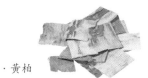

·黃柏

滋陰至寶湯

當歸、川芎、白朮、茯苓、陳皮、知母、柴胡、香附、地骨皮、麥門冬、貝母、薄荷、甘草。

功效

1.治上述症狀。
2.緩和煩躁。
3.補元氣。

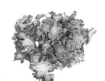

·川芎

六味地黃丸

熟地黃、淮山、山茱萸、澤瀉、茯苓、牡丹皮、麥門冬、五味子。

功效

治腰足部疲勞。

·澤瀉　　　　　·五味子

病症類別藥方及附錄

關於書末所附方劑，其中劑量均是一般標準用量，但因每個人的適當劑量，及具體的加減變化，都不會完全相同，所以方劑內容僅供作讀者參考。如果有服用方劑的需要，仍應遵照專業合格的指導，切勿自行處方使用，以延貽誤病情，或產生不可預期的後果。

氣喘發作時的輔助療法

小兒氣喘發作時應有適切的處置與治療，但也可應用孩童針灸原理來實行下述方法，以助減輕發作時的症狀。

刷背

頭向前低垂時可以看到後頸基部有大大隆起的骨頭，這就是大椎（第 7 頸椎棘突下）。從第 7 頸椎棘突以下的骨頭算起，第 3～4 的胸椎棘突起中稱為身柱，用刷子刷刷這一段稱為身柱的地方。接著刷從第 7 頸椎棘突下到身柱這一段左右範圍各 1 隻手指頭寬的地方，由上往下刷。

注意

1. 刷子要依年齡選用柔軟度適中，刷起來舒服不會痛的刷子（可使用牙刷或洗臉刷）。
2. 如果刷得太大力反而會助長氣喘發作，請輕輕地刷，大約讓患者覺得舒服的程度即可。
3. 氣喘發作時，這塊區域會出現一些大大的、似硬塊的東西。刷的時候不用拘泥在上述所說的這一段而已，請尋找一下周圍有沒有硬塊發生，再用刷子輕刷有硬塊的地方。

預防發作時的輔助療法

使用牙刷等刷子刷全身。可應用小兒針灸的原理，可以幫助減輕發作的症狀。

有預防效果的輕刷療法

1. 在後頸的兩側，從上到下刷數次。
2. 在背脊兩側，從上到下刷數次。
3. 在胸部沿著肋骨，從裡向外刷數次。
4. 沿著手的內側，從肩膀向手腕刷數次。
5. 沿著手的外側，從手腕向肩膀刷數次。
6. 沿著腳的內側，從腳踝向腹股溝刷數次。
7. 沿著腳的外側（含腳的後側），從股骨大轉子外側（髖關節外側）向腳踝刷數次。
8. 刷身柱數次。

注意

1. 刷子要依年齡選用柔軟度適中，刷起來舒服不會痛的（可使用牙刷或洗臉刷）。
2. 每天刷上述部位 2 ～ 3 個地方，且每天輪流更換部位。
3. 這種輔助療法雖無法立即見效，故切勿一次刷得很大力來取代多次進行，重要的是每天固定刷一些部分，且耐心地持續進行下去。

漢方 Q&A

Q1　中藥跟西藥有什麼不同？

A：西藥主要爲化學合成的藥品，中藥則以植物、動物、礦物等自然的狀態使用。中藥跟西藥的不同處不只如此，還有更大的相異處。

中醫跟西方醫學有根本上的巨大差異。這本書的內容也有提到，中醫是以與西方完全不同的角度來看待人類身體的結構與疾病的病因。中醫裡的「肝」跟西洋醫學中的肝臟是不一樣的；中醫說的「血」跟西醫裡的「血液」也不相同，就算說是完全相異也不誇張。而且中醫裡還存在著「氣」、「經絡」等概念，這是西方醫學中所沒有的。

所以，中醫是根據與西方醫學完全不同的思想和理論所建立的醫學體系。根據中醫理論，進一步地診察病情，考究出最適切的處方；這就是中藥漢方。因此，沒有辦法用西方醫學的病名或症狀，來下中醫的處方。

Q2　中藥有哪些種類？

A：說到中藥就浮現出煎藥的印象；但中藥並不是只有煎藥而已。煎藥確實是最常被服用的，但是也有當歸芍藥散、五苓散等藥散；八味丸、桂枝茯苓丸等藥丸；紫雲膏、太乙膏等膏藥，實際上有非常多的藥劑型態。

現今由於製藥技術進步，還能抽出精華來給藥；也就是把中藥的有效成分抽出來，加工成爲藥散、顆粒膠囊或錠劑，不但攜帶便利，用熱水溶解後也幾乎跟煎藥的效果一模一樣。但是精華錠也有缺點，就是它不能依病情加減用量，爲因應這個狀況，煎藥跟精華錠是分開來給藥的。

Q3　中藥一向給人昂貴的印象，實際上要花多少錢呢？健保有沒有給付？

A：說貴或便宜，很難下定論。因爲不知要以什麼來作爲衡量標準。但普

通來說，煎藥一天份約花 180 ～ 220 元。當然，若使用較昂貴的藥材，價格也隨之調高，至於精華抽出物則一天約花 160 ～ 200 元。

中藥比起健保給付的藥的確昂貴許多，但幸運的是現在已有中醫診所適用健保給付。一般看病取藥可以用健保減免部分的負擔。

至於煎藥藥材，目前國內還沒有概括進健保制度當中。因其藥材價格差異太太，難以定價給付所致。

Q4　中藥可以跟其他藥一起服用嗎？

A　：如同先前書中所敘述的，中醫跟西醫的診斷角度與出發點完全不同，因此，中藥是否可與西藥並用，目前仍在研究當中。

　　就臨床表現來說，大部分的情形下，兩藥並用並沒有發生太大的問題，可是西藥的藥性包含強烈抑制病症的成分；也可能因服用西藥的副作用產生新症狀。因此，若須兩藥合併服用時，一定要先跟中醫師或專精中藥的藥劑師諮詢才行。

Q5　有沒有給小孩子吃中藥的方法？

A　：一般說中藥苦口難吃，但其實並不一定。適合小孩服用的小建中湯就是很甜、容易入口的處方。而且，不可思議的是，對不合適的人難以入口的處方，對合症的病患來說卻很甘甜。

　　小孩不想喝，其實大都是因為父母過分強迫小孩喝下去。「就算難喝也要給我吞下去」的心態影響到孩子，孩子就會死命拒絕喝那「難喝的東西」。若像是給點心一般給藥，小孩也會不自覺就喝下它。

　　要是孩子怎樣都不吃的話，加點冰糖或蜂蜜一同服下亦可。

Q6　是不是每個人該服用的中藥都不同？

A　：即使一樣是胃炎，仔細觀察每個人的症狀還是略有不同；當然，每個病患的體質也都不一樣，有胖的、有瘦的、有沉穩的、有易怒的、有怕冷的、有怕熱的等等，差別很大。會針對體質的差異下藥也是中醫的特點之一，所以，讓A服用某中藥藥方治好胃炎，不代表給B服用同樣的藥方也有效。

Q7　有沒有人天生不能吃中藥呢？

A：從結果來看，幾乎沒有人不能服用。中醫是望、聞、問、切後，再對症下藥的醫學，也就是說會針對體質下藥。中國數千年的經驗上，也沒有人不能用藥的。

Q8　懷孕時是否不要服用較好？

A：懷孕時會有懷孕特有的症狀出現，像孕吐、水腫等。中醫裡當然有對症下藥的處方；這些處方除了可消解懷孕症狀外，也可以安產。

就所有的中藥來說，的確是有利下（利於排泄）和發汗等使用上較需注意的處方；不過中醫師應會謹慎下藥。懷孕時若要服用中藥，還是先跟中醫師諮詢再做決定。

Q9　要到哪裡取中藥服用呢？

A：有兩個方式：一是到駐有中醫師的醫院看診；一是到駐有藥劑師的藥局諮詢。

選擇好醫院、好藥局的標準在於對方是否會詳細查看症狀。中藥價格異常昂貴或是一心推銷他的「中藥方」的地方，最好避免前往看診。

Q10 中藥若是沒有效的話可不可以多服一些。

A：如果是中醫師或藥師給藥而沒有藥效時，請與之諮商。市面上的精華液有服用參考標準。若無效，最好還是找中醫師諮詢。

中藥跟西藥不一樣，請勿擅自增量服用。

Q11 怎樣服用中藥最有效？

A：一是要按照中醫指示服藥。一般是在吃飯前 30 分鐘～ 1 小時服用。依病情的不同，服用方法也可能有異。若無特別交代，煎藥最好趁熱服用；精華錠也是，藥散跟顆粒藥溶解於溫水中吞下去；至於藥錠，則用配一杯溫水一同服下。

二是如書中所述，配合穴道按摩和飲食控制，針對病情做治療將更有療效。

Q12 要服用多久才有效？

A ： 若是輕微感冒，一帖就會見效。坊間流傳說中藥必須吃很久才有用，那是因為病情慢性化或惡化後才服用所導致；對急性病症，中藥當然可以急速改善病情加以治癒。但慢性病就需要長期的治療；有多少療效則依病情程度跟病患體質而定。專擅中醫的醫師應會告知病患大約所需的療程時間。

Q13 中藥會出現如副作用一般的症狀嗎？

A ： 例如中藥的代表性藥方──「桂枝湯」，其成分有桂枝、芍藥、生薑、大棗、甘草等，大部分是我們日常食用的植物，而且是由數千年的經驗累積而成，其藥用之安全性經過不斷地確認，應無害於人體。

雖然中藥較溫和，但它既然是「藥」，也就具有強烈的作用。不過，中醫早就研究出同樣的藥用在什麼人身上有效、用在什麼人身上反而有不好的效果。

而且，幾乎所有的中藥都像桂枝湯一樣，混合多種中藥藥材而成。這是為了強化藥性，降低副作用所做的處方調配。所以，服用中藥幾乎沒有副作用；就算有，也只是輕微的反應症狀而已。

一般說來，服用中藥而出現副作用的情形，大都是因為患者服了不對症的藥方，若服用不對症的中藥的確會使病症惡化。

國家圖書館出版品預行編目資料

小兒氣喘／王文卿著.－－初版.－－臺北市：
晨星，2007〔民 96〕
面；　公分.－－（健康家族；01）

ISBN 978-986-177-099-4（平裝）

417.541　　　　　　　　　　　96003794

健康家族 01

小兒氣喘

作者	王 文 卿
審訂	白 蕙 菁
企劃主任	吳 怡 芬
文字編輯	葉 慧 蓁
美術編輯	李 靜 姿

發行人	陳銘民
發行所	晨星出版有限公司台北編輯室
	台北縣新店市 231 北新路三段 82 號 11F 之 4
	TEL:(02)89147114 、 89146694　FAX:(02)29106348
	E-mail:service-taipci@morningstar.com.tw
	http://www.morningstar.com.tw
	行政院新聞局局版台業字第 2500 號
法律顧問	甘 龍 強 律師
承製	知己圖書股份有限公司　TEL:(04)23581803
初版	西元 2007 年 7 月

總經銷	知己圖書股份有限公司
	郵政劃撥：15060393
	（台北公司）台北市 106 羅斯福路二段 95 號 4F 之 3
	TEL:(02)23672044　FAX:(02)23635741
	（台中公司）台中市 407 工業區 30 路 1 號
	TEL:(04)23595819　FAX:(04)23597123

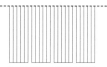

廣告回函
台灣中區郵政管理局
登記證第 267 號
免貼郵票

407
台中市工業區 30 路 1 號

晨星出版有限公司

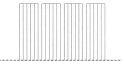

─── 請沿虛線摺下裝訂，謝謝！ ───

更方便的購書方式：

(1) 網站： http://www.morningstar.com.tw

(2) 郵政劃撥 帳號： 15060393
戶名：知己圖書股份有限公司
請於通信欄中註明欲購買之書名及數量

(3) 電話訂購：如為大量團購可直接撥客服專線洽詢

◎ 如需詳細書目可上網查詢或來電索取。

◎ 客服專線： 04-23595819#230 傳真： 04-23597123

◎ 客戶信箱： service@morningstar.com.tw

◆ 讀 者 回 函 卡 ◆

以下資料或許太過繁瑣，但卻是我們瞭解您的唯一途徑
誠摯期待能與您在下一本書中相逢，讓我們一起從閱讀中尋找樂趣吧！

姓名：_____　　性別：□ 男　□ 女　　生日：　／　　／

教育程度：_____

職業：□ 學生　　　　□ 教師　　　　□ 內勤職員　　□ 家庭主婦
　　　□ SOHO 族　　□ 企業主管　　□ 服務業　　　□ 製造業
　　　□ 醫藥護理　　□ 軍警　　　　□ 資訊業　　　□ 銷售業務
　　　□ 其他_____

E-mail：_____　　　聯絡電話：_____

聯絡地址：□□□_____

購買書名：_____

．本書中最吸引您的是哪一篇文章或哪一段話呢？_____

．誘使您購買此書的原因？

□ 於_____書店尋找新知時　□ 看_____報時瞄到　□ 受海報或文案吸引
□ 翻閱_____雜誌時　□ 親朋好友拍胸脯保證　□ _____電台 DJ 熱情推薦
□ 其他編輯萬萬想不到的過程：_____

．對於本書的評分？（請填代號：1. 很滿意　2. OK 啦！　3. 尚可　4. 需改進）

封面設計_____　版面編排_____　內容_____　文／譯筆_____

．美好的事物、聲音或影像都很吸引人，但究竟是怎樣的書最能吸引您呢？

□ 價格殺紅眼的書　□ 內容符合需求　□ 贈品大碗又滿意　□ 我誓死效忠此作者
□ 晨星出版，必屬佳作！　□ 千里相逢，即是有緣　□ 其他原因，請務必告訴我們！

_____

．您與眾不同的閱讀品味，也請務必與我們分享：

□ 哲學　　　□ 心理學　　□ 宗教　　　□ 自然生態　□ 流行趨勢　□ 醫療保健
□ 財經企管　□ 史地　　　□ 傳記　　　□ 文學　　　□ 散文　　　□ 原住民
□ 小說　　　□ 親子叢書　□ 休閒旅遊　□ 其他_____

以上問題想必耗去您不少心力，為免這份心血白費
請務必將此回函郵寄回本社，或傳眞至（04）2359-7123，感謝！
若行有餘力，也請不吝賜教，好讓我們可以出版更多更好的書！

．其他意見：

晨星出版有限公司 編輯群，感謝您！